LA LUTTE
CONTRE LA TUBERCULOSE
A L'ÉCOLE

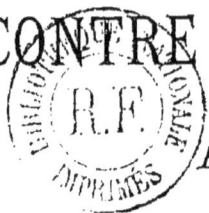

PAR

C. TOULOUSE, Instituteur,

Lauréat de l'Union antialcoolique française, de la Société
contre l'abus du Tabac, de l'exposition d'hygiène
de Lille, des Ministres de l'Instruction publique, de l'Agriculture,
de l'Industrie, etc.

———

(Leçons, dictées, lectures, exercices de composition française, maximes, problèmes.)

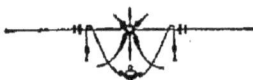

RODEZ
IMP. & LITH. CH. COLOMB, RUE COMBAREL, 14

—

1902

AVIS.

Aux Maîtres.

1. — 150.000 Français meurent annuellement tués par la phtisie. Laisserons-nous le mal agir tranquillement? Non. D'autant plus qu'il est évitable et guérissable.

Contre un fléau si redoutable la parole du maître peut beaucoup. Ne reculons pas devant un léger surcroît de besogne! Si la France a besoin de citoyens instruits de leurs droits et de leurs devoirs, elle a plus besoin encore d'hommes forts. C'est nous qui les lui préparerons en expliquant à nos élèves la marche du microbe de la tuberculose et en leur apprenant les moyens de défense.

Notre autorité morale appuyée d'une parole convaincue et chaude ne pourra que produire de bons effets. Chacun de nous trouvera dans son amour des enfants un langage qui frappera les imaginations et préparera la jeunesse à lutter victorieusement contre le fléau.

A l'œuvre donc! Souvenons-nous que le sort de la Patrie dépend en grande partie de nos efforts.

*
* *

2. — C'est pour vous aider dans cette tâche nouvelle que nous avons composé ou choisi les exercices qui constituent ce petit manuel.

Loin de nous la pensée de vouloir augmenter votre besogne: les programmes surchargés ne souffrent plus d'additions. Nous voulons simplement que, sans sortir des limites de ces programmes, quelques exercices scolaires aient pour objet la lutte contre la *tuberculose*: l'enseignement antituberculeux peut et doit marcher de pair avec l'enseignement antialcoolique aujourd'hui obligatoire.

Nous nous sommes abstenu de signaler les devoirs convenant à chaque cours. Vous êtes mieux qualifié que nous pour savoir ce qui convient à l'âge et à la force de vos élèves. De même nous n'avons pas cru utile de diviser notre travail en leçons et de faire suivre les dictées d'exercices oraux ou écrits. Vous voudrez bien accepter la répartition qui conviendra le mieux à votre tempérament ou à votre classe et compléter chaque orthographe par les exercices grammaticaux que comporte la leçon de français du jour. Quant aux questions qui d'habitude suivent les leçons, les lectures, nous pensons meilleur de laisser à chacun l'initiative de les trouver.

Puisse notre travail vous être de quelque utilité. Ce sera notre plus douce récompense.

Bertholène, juin 1902.

TOULOUSE.

I. - LEÇONS

1. — La maladie.

1. — Ce que c'est que la tuberculose. — La tuberculose est l'affection redoutable connue sous le nom vulgaire de *maladie de poitrine* ou de *phtisie*, bien qu'elle puisse atteindre d'autres organes. Elle exerce dans l'univers entier ses ravages effrayants. La France lui paye à elle seule un tribut annuel de 150.000 victimes, soit près d'un quart de sa mortalité. Paris seul fournit 15.000 décès. C'est entre 20 et 50 ans, en pleine force de production, que les malheureux succombent après avoir maigri rapidement, toussé et perdu leurs forces.

La *méningite* que les mères redoutent tant pour leurs jeunes enfants est une des formes de la tuberculose. Celle-ci est donc bien plus à craindre que le choléra, que la peste. Elle fait plus de cadavres que les guerres les plus meurtrières. Il faut la bien connaître pour la combattre.

Plusieurs nations voisines nous ont ouvert la voie. En Angleterre, en Allemagne, en Suisse les efforts des gouvernements et de l'initiative privée ont déjà enrayé le mal. En Angleterre, notamment, la mortalité des tuberculeux qui était de $\frac{22.4}{1.000}$ de 1849 à 1875 est tombée à $\frac{17.4}{1.000}$ de 1896 à 1898, soit un gain énorme de 5 vies sur 1.000. Si nous nous sommes laissé distancer, suivons hardiment la trace ouverte : c'est une question de vie ou de mort pour notre race.

2. — L'agent de la tuberculose. — L'agent de la tuberculose est un végétal, un champignon microscopique. Découvert en 1883 par le docteur allemand Koch, il a reçu le nom de *bacille de Koch*. Il se présente sous la forme d'un petit bâtonnet qui se développe dans notre corps absolument comme les mois-.

sissures sur un fruit, comme les champignons vulgaires sur les détritus organiques.

Ses dimensions insignifiantes (2 à 3/1000 de millimètre) le rendent plus dangereux que s'il était visible. Il en faudrait aligner 350 bout à bout pour avoir la longueur d'un millimètre et 40.000 pour faire le tour d'une pièce de 5 francs en argent.

Quand il est placé dans un milieu favorable, il se reproduit avec une rapidité effrayante. Il se divise brusquement en 2 êtres distincts qui ne tardent pas à se partager à leur tour. Ou bien sa substance se concentre, forme une boule, sorte d'œuf ou de bourgeon dit *Spore*, qui reproduit bientôt un individu analogue à celui dont elle est issue. En 2 ou 3 jours les descendants d'un seul de ces êtres se chiffrent par milliards. Heureusement que des causes naturelles atténuent cette multiplication extra-rapide.

3. — **Origine du bacille tuberculeux.** — Le bacille de Koch n'est pas à craindre tant qu'il reste dans le corps des malades : sa densité est à peu près celle de l'eau et, malgré sa petitesse, il ne peut de lui-même s'échapper pour porter la contagion au loin. L'haleine du tuberculeux, pas plus que sa sueur, ne sont dangereuses. Au contraire, le bacille entraîné au dehors par les crachats, par le pus des abcès, par les selles diarrhéiques est capable de nouveaux méfaits, car, en vertu de sa ténuité, le vent l'emporte facilement.

4. — **Pénétration du bacille dans le corps.** — Comment peut-il s'introduire dans le corps ? Pour cela faire il y a 3 voies :

1º Les voies respiratoires,
2º Les voies digestives,
3º La peau.

A) *Voies respiratoires.* — Les premières sont ses favorites. Les crachats jetés imprudemment un peu partout et desséchés, puis pulvérisés, laissent échapper leurs germes malfaisants que le vent fait voltiger. Les bacilles pénètrent dans le nez ou la bouche, traversent le gosier et s'installent dans les poumons : leur séjour de prédilection. Ils ne tardent pas à décomposer ce viscère en se nourrissant de sa substance et bientôt le malade crache le sang et ses poumons avec ; il dépérit et meurt misérablement après un temps plus ou moins long selon sa résistance vitale et les conditions sociales dans lesquelles il est placé.

B) *Voies digestives.* — Mais il n'est pas rare que le terrible bacille envahisse directement l'estomac et cela de plusieurs façons. Grâce à la multitude de tuberculeux qui crachent sur les boulevards comme dans les rues étroites, l'atmosphère est toujours plus ou moins chargée de micro-organismes expectorés avec les mucosités des bronches. Les *fruits,* les *pâtisseries* et autres *aliments* exposés aux étalages sont parfois contaminés et communiquent le mal aux imprudents qui les consomment.

Plus souvent encore, principalement dans les campagnes où les services sanitaires fonctionnent si peu et si mal, la tuberculose est donnée à l'homme par des *viandes* malsaines. La vache, en particulier, est fréquemment atteinte de la tuberculose ; sa chair et ses organes (poumons, foie, rognons, etc.) sont infestés de microbes qui s'implantent chez l'homme et s'y multiplient quand la chaleur ne les a pas tués.

Le *lait* sert aussi de véhicule au mal. Par suite de la mauvaise alimentation, de l'excès de travail, du manque de soins, la vache (rarement la chèvre) est quelquefois atteinte de phtisie, quand elle ne l'acquiert pas par contagion. Les bacilles se développent dans ses mamelles et passent dans le lait où ils prospèrent, jusqu'au jour où ils pourront continuer leurs ravages dans l'estomac et les intestins du malheureux consommateur.

Des personnes autorisées prétendent que le 1/3 du lait consommé à Paris est contaminé. En effet, si on injecte à des cochons d'Inde du lait acheté aux crémeries ambulantes, 3 sur 9 succombent tuberculeux. Pareille expérience faite à Berlin a donné sensiblement le même résultat.

C) *La peau.* — En temps ordinaire la peau nous préserve de la contamination. Mais supposez une déchirure, une simple éraflure même, si cette ouverture est en contact avec le bacille tuberculeux l'inoculation se produit directement.

5. — La lutte de l'organisme et des microbes. — Entré dans le corps, le microbe pathogène n'est pas sûr d'y évoluer à l'aise. Il est souvent retenu par une filtration naturelle dans le nez et dans la gorge. Pénètre-t-il plus avant, les mucosités l'englobent, le noient et le rejettent extérieurement avec les crachats et le mucus nasal. Il rencontre une résistance peut-être plus grande dans l'appareil digestif dont les sucs acides l'empêchent fréquemment de vivre. S'il résiste à ces divers agents, il trouve encore une dernière barrière dans les muqueuses qui se laissent difficilement traverser, pourvu qu'elles soient intactes.

Supposons que le microbe ait franchi tous les obstacles, l'organisme n'a pas encore abandonné toute résistance. Au contraire, c'est à ce moment que la lutte est le plus vive et offre le plus d'intérêt. Les *leucocytes,* ou globules blancs du sang, portés dans toutes les parties du corps par les vaisseaux lymphatiques, se précipitent. Ils englobent l'envahisseur et cherchent à le détruire. Le combat est plein de péripéties. Si les leucocytes sont trop peu nombreux, ils succombent; à moins que l'homme ne viennent seconder l'effort de la nature.

Ces phénomènes se passent constamment à l'état normal, car sans cesse nous avons à lutter contre de multiples et invisibles ennemis. Parfois des influences diverses, comme le froid, les émotions, les contrarient. Nous attribuons quelques maladies à un refroidissement alors que le froid n'a fait que mettre les leucocytes en état d'infériorité vis-à-vis des microbes.

6. — Évolution des microbes dans le corps. — Le microbe installé dans le corps, il n'y a pas encore maladie. Outre les causes naturelles qui peuvent retarder ou empêcher son développement, il faut un certain temps pour que ce développement ait lieu (temps relativement court); c'est ce qu'on appelle « la *période d'incubation* » de la maladie.

Pendant cette période l'individu non encore visiblement malade n'en est pas moins dangereux pour son entourage, puisqu'il porte en lui le germe d'une maladie contagieuse et qu'il est susceptible de le transmettre à ceux qui l'approchent : c'est ce qui explique la rapidité avec laquelle les épidémies se propagent parfois ; c'est ce qui légitime l'isolement rigoureux auquel doivent être soumis tous les cas de maladies infectieuses.

Le microbe pathogène se développe peu à peu, se diffuse dans les organes transporté par le sang, et s'attaque aux divers éléments constituants. Il les désorganise pour suffire à son alimentation personnelle ; de cette désorganisation résultent des troubles plus ou moins profonds. S'il se fixe dans le poumon, son séjour préféré, il le crible de petites aspérités, de petits *tubercules* (d'où le nom de tuberculose) où il se réunit en véritables colonies. Le viscère est rongé peu à peu ; il se produit des *cavernes*. Un pus sanguinolent où grouillent des myriades de bacilles se forme dès que les parois des vaisseaux sanguins sont usées. Le malade a la fièvre, il tousse et crache pour débarrasser ses bronches ; la nuit, les sueurs l'affaiblissent. Il maigrit rapidement et c'est à ce moment d'épuisement que lui convient le nom de *phtisique*. Entre temps son sang s'est infecté et a infecté à son tour le foie, les intestins, la rate, etc.

Nous sommes donc malades parce que nous hébergeons un intrus qui, non content de nous dévorer vivants, nous empoisonne encore par ses *sécrétions* dites *toxines*. Celles-ci se diffusent dans tout le corps et ajoutent leurs effets à ceux directs du microbe.

7. — **La contagion.** — On devine déjà que la tuberculose est *contagieuse* et au plus haut chef ; les faits le prouvent d'ailleurs surabondamment. Les infirmiers des hôpitaux meurent tuberculeux dans la proportion d'un sur 3. Dans certains ordres religieux allemands adonnés au soin des phtisiques, les 2/3 des membres sont atteints par le bacille. Dans les prisons la contagion est également très fréquente.

En 1865, le docteur français Villemin prouva scientifiquement la contagiosité du mal. Il rendit des animaux tuberculeux en leur inoculant des produits provenant de phtisiques.

Après lui de nouveaux essais ont amené la même

conclusion. Le D^r Mœller plaça des cochons d'Inde
dans une cage près du lit d'un tuberculeux : les
malheureuses bêtes furent atteintes. Pareils animaux
disposés sous les banquettes des trains portant des
phtisiques aux sanatoriums (on dit aussi sanatoria)
de Meran (Tyrol) et de Cannes succombèrent de la
même affection.

8. — **Les crachats.** — La contagion de la tuberculose ne doit pas nous étonner, les poitrinaires cra-
chant beaucoup. Ces crachats renferment des milliers
de microbes. On a calculé qu'en un jour un malade
peut rejeter 7 milliards de ces micro-organismes.

Tant que les crachats restent humides, ils sont
inoffensifs, le bacille n'étant pas volatil. Mais, dès
qu'ils sont secs et réduits en poussière par les pieds
des passants, le moindre vent en disperse les germes
qui vont s'installer dans les poumons des individus
sains.

Le fait a été établi scientifiquement. Villemin et
Cornet ont montré que les poussières des logements
occupés par les tuberculeux sont contagieuses. Dans
une chambre ils ont placé un tapis chargé de crachats desséchés. Des cochons d'Inde avaient été
installés sur des étagères, à diverses hauteurs. Le
tapis battu, il fut procédé à un balayage à sec pour
soulever la poussière. 46 cobayes sur 48 devinrent
tuberculeux.

Tappeiner inocula à divers animaux des poussières
recueillies dans les hôpitaux et les prisons. Les bêtes
traitées moururent également tuberculeuses.

9. — **La prédisposition.** — Toutefois les bacilles
de Koch, les facteurs de la tuberculose, n'évoluent
que dans un terrain convenable. Beaucoup de personnes ont de ces micro-organismes dans leur inté-
rieur sans être malades : elles résistent à la contagion
grâce à leur robuste constitution qui les rend réfractaires à cette maladie.

Pour devenir tuberculeux il faut une certaine dé-
chéance organique. Celle-ci peut-être *héréditaire* ou
acquise.

Longtemps on a cru que la tuberculose était *héré-*

ditaire. Il n'en est rien heureusement. Les enfants issus de parents tuberculeux sont indemnes de cette maladie, tout en présentant une prédisposition naturelle à la contracter. Si, plus tard, ils prennent le mal, c'est qu'ils ont été contagionnés par leurs auteurs. Séparés d'eux dès le premier jour de leur naissance, ils peuvent devenir des sujets robustes. Ce que l'on prend pour de l'hérédité n'est en réalité que de la contagion. Les médecins l'ont prouvé en opérant sur des animaux.

Sont encore prédisposés héréditairement les enfants chétifs, malingres, nés de parents alcooliques.

La prédisposition s'acquiert aussi avec l'âge. Ainsi les enfants venus au monde parfaitement sains, mais débilités par les maladies ordinaires de la jeunesse : coqueluche, variole, rougeole, grippe, bronchites répétées, peuvent acquérir une prédisposition plus ou moins *passagère*. De même, les personnes affaiblies par les excès, par le surmenage, par une mauvaise alimentation, par le manque d'hygiène présentent un champ d'action favorable à l'évolution du bacille.

Mais la prédisposition, qu'elle soit héréditaire ou acquise, disparaît sous l'influence d'une *éducation* rationnelle.

10. — Où se trouve le plus communément la tuberculose. — La tuberculose frappe-t-elle une nation et pas les autres ? Est-elle localisée dans des régions déterminées ? — *Non.* — Tous les pays du monde, toutes les races humaines lui payent un tribut. Elle existe dans les plaines comme sur les hauts plateaux, dans les villes comme dans les campagnes. Toutefois sa répartition est fort inégale. Les cités populeuses, les grands centres industriels sont plus particulièrement exposés.

A Paris, les quartiers riches souffrent peu, alors que les arrondissements surpeuplés sont décimés. Le bacille opère plus aisément dans les logements malsains, peu aérés, privés de soleil ; dans les pièces froides et exiguës où les lits disparaissent dans des alcôves incommodes, étroites, véritables étouffoirs.

En Corse et en Bretagne où les gens vivent mal et dans une promiscuité proverbiale le bacille tuberculeux fait rage. Une fois de plus se confirme le proverbe italien : *Où n'entre pas le soleil entre le médecin.* On sait en effet que les rayons solaires tuent en quelques heures les microbes infectieux de toute nature..

11. — **Les causes qui favorisent la maladie.** — Les causes qui favorisent l'évolution du mal se devinent d'après ce que nous avons dit. Nous nous contenterons de les signaler pour n'insister que sur la plus grave.

Ce sont :

(1) La prédisposition héréditaire ;

(2) La prédisposition acquise ;

(3) Le séjour dans des logements malsains, trop petits, peu aérés et laissant à désirer au point de vue de la propreté ;

(4) L'alimentation insuffisante ;

(5) L'absorption d'aliments contaminés (viande, lait, etc.) ;

(6) Le surmenage physique et intellectuel ;

(7) Les tracas moraux ;

(8) L'alcoolisme.

Le professeur Brouardel a pu dire que l'*alcoolisme* est le plus grand pourvoyeur de la tuberculose. D'après de sérieuses statistiques, si on représente par 100 la mortalité ordinaire, il faut inscrire le chiffre extraordinaire de 257 pour les garçons de café qu'emporte la phtisie. A Bruxelles, sur 1000 décès de gens appartenant à cette profession, 666 sont aussi dus à la tuberculose, soit les 2/3.

En Normandie où l'alcoolisme règne en maître, on a pu constater que là où on boit 12 litres, 47 d'alcool par tête la moyenne des décès imputables à la tuberculose varie entre 30 à 40 pour 10.000 habitants, alors qu'elle atteint ou dépasse 90 quand la consommation alcoolique s'élève à 50 litres.

Tout le monde sait enfin que les personnes qui font un usage habituel de la « *fée verte* », de l'absinthe, présentent des désordres qui intéressent les organes comme aussi les facultés. Pour ne parler que des fonctions digestives, on s'aperçoit facilement qu'elles s'opèrent mal. Au début, les absinthiques paraissent engraisser ; mais, en peu de temps, on les voit maigrir à vue d'œil. Leur nutrition est tellement troublée que la plupart meurent phtisiques, à moins qu'ils ne succombent dans un violent accès de delirium tremens.

Sur 2.000 cas de tuberculose étudiés par le Dᵣ Lancereaux 56 % ont été attribués par lui à l'alcoolisme.

L'alcool ne crée pas le bacille, mais désarme le corps contre son action. En affaiblissant l'individu, il laisse le microbe opérer tranquillement.

2. — La Préservation.

1. — **La tuberculose est évitable**. — L'étude de l'agent direct de la tuberculose, de ses différentes causes nous permet d'affirmer qu'elle est *évitable* et *guérissable*. Mais comme il vaut mieux prévenir que guérir, nous allons passer en revue les principales règles hygiéniques à observer pour ne point devenir tuberculeux, réservant pour la 3ᵉ partie les moyens thérapeutiques utilisés contre la maladie. Ces mesures prophylactiques sont à la portée de tous, ou à peu près ; il est essentiel de les bien connaître, de les appliquer rigoureusement et d'exiger leur application de ceux qui nous touchent de près. Nous les classerons comme il suit afin de mettre plus de clarté dans notre exposé.

2. — **Hygiène antituberculeuse.**

A. — HYGIÈNE PERSONNELLE.

a) *La propreté corporelle*. — Des lavages réguliers et fréquents du visage et des mains, des bains de corps (chauds en hiver, froids en été) sont indispensables pour conserver une santé florissante et pour débarrasser la peau des germes morbides qui peuvent y adhérer.

Mais il faut éviter l'usage d'une serviette commune à toute une famille, à tout un atelier. Qu'une seule des personnes qui s'en servent **y** laisse des bacilles par le pus d'une blessure, par sa salive, il suffit d'une simple éraillure de la peau pour s'intoxiquer.

Pour le même motif, il est imprudent de se laver avec de l'eau ayant servi aux ablutions d'autres personnes.

b) *Vêtements*. — Dans un but d'économie fort louable, dangereux quelquefois, les mères conservent les vêtements de leurs aînés pour les puînés, les ouvriers pauvres achètent des habits défraîchis ou portés par d'autres. Dans l'une et l'autre circonstance ces effets doivent être préalablement soumis à un nettoyage sérieux ou mieux étuvés pour détruire les microbes malfaisants dont ils peuvent être imprégnés : les faits de contamination par les vêtements ne sont pas rares.

c) *Outils*. — Ne nous servons qu'avec une extrême prudence des outils empruntés à autrui et procédons d'abord à un nettoyage minutieux au moindre soupçon d'infection possible.

Les livres d'occasion achetés aux étalagistes des boulevards, ceux empruntés aux bibliothèques publiques ont pu être feuilletés par des doigts chargé de salive infectée de bacilles. Faisons désinfecter le premiers que la poussière a également pu contamine et, en aucun cas, ne mouillons les doigts pour tourne les feuillets.

d) *Relations*. — Autant que possible abstenons-nous d'avoir des relations avec des personnes pertinemment tuberculeuses, sans toutefois manquer jamais aux convenances : une poignée de main, un baiser suffisent parfois pour établir la contagion.

c) *Travail*. — Un surmenage excessif, tant physique qu'intellectuel, peut amener un affaiblissement prédisposant à contracter la tuberculose, surtout si à ces troubles s'ajoutent des tracas moraux.

Tout travail exagéré est nuisible, car notre machine détraquée perd de sa résistance vitale. Le corps exige un repos qu'on ne saurait lui refuser sans danger.

Travaillons donc sans dépasser les limites permises et consacrons au sommeil un nombre suffisant d'heures.

d) *Gymnastique*. — Les gens de bureau ont besoin de « se détendre les nerfs ». Le manque d'activité physique étiole les membres et rend le corps plus sensible à l'influence des maladies microbiennes, tandis qu'une gymnastique rationnelle fortifie les organes.

B. — HIGIÈNE DE L'HABITATION.— Il n'est pas toujours possible d'avoir une habitation remplissant toutes les conditions hygiéniques désirables ; mais nous pouvons, dans tous les cas, la tenir de façon à ne pas compromettre notre santé par notre faute. Voyons rapidement les conditions d'une installation idéale.

a) *Emplacement*. — Eviter les *altitudes* trop élevées comme les bas-fonds : la grande raréfaction de l'air sur les très hautes montagnes est nuisible, comme le sont aussi les effluves paludéennes. Les religieux de l'hospice du mont Saint-Bernard meurent tous jeunes de la phtisie, ainsi que mouraient autrefois les malheureux habitants des plaines marécageuses de la Sologne et des Dombes.

Le *voisinage* des fabriques aux émanations méphitiques est fort à craindre. De même celui des usines qui laissent échapper des poussières fines. Quand on ne peut empêcher cette redoutable proximité, on établit les ouvertures dans une direction opposée à celle des émanations et des poussières, à moins qu'on ne puisse arrêter les unes et les autres par des rideaux d'arbres dont le feuillage purifie l'atmosphère.

La meilleure *exposition* est celle dans laquelle les baies sont disposées de sorte que, selon les vents dominants de la contrée et la direction habituelle des pluies, la maison est à l'abri de l'humidité, des grands froids et des chaleurs excessives.

b) *Dimensions*. — D'après Becquerel, une chambre d'habitation doit avoir 3 m. 50 d'élévation et 4 m. de longueur et de largeur, soit environ 60^{mc} d'air par personne. Il convient toutefois de remarquer que la ventilation renouvelant l'air constamment, 10^{mc} par personne suffisent, sauf pour la chambre à coucher où l'atmosphère se purifie mal grâce à la déplorable habitude de fermer hermétiquement les ouvertures.

D'après l'architecte berlinois M. Stiasny, la morta-

2

lité est en raison directe de la population des maisons. Ainsi il a calculé que le nombre des personnes habitant une maison étant en moyenne de 55 à Vienne, de 52 à St-Pétersbourg, de 35 à Paris, de 32 à Berlin, de 8 à Londres, il est mort en 1865, 47 individus sur 1.000 à Vienne, 41 à St-Pétersbourg, 28 à Paris, 25 à Berlin, 24 à Londres.

On ne saurait donc trop conseiller de rechercher les vastes appartements et d'éviter les grandes constructions où s'empilent de nombreux locataires.

c) *Aération.* — Au moins faut-il aérer souvent. Le microbe tuberculeux est un *anaérobie*, c'est-à-dire qu'il ne peut vivre en présence de l'oxygène de l'air. C'est ce qui explique sa puissance. Caché sous les planchers, dans les poussières, il restera inactif pendant des mois sans perdre de sa vigueur ; mais mis de nouveau au jour et répandu dans l'atmosphère, il agit avec toute sa virulence primitive.

Il faut fréquemment ouvrir les portes et les fenêtres pour permettre un renouvellement absolu de l'atmosphère. Cela se fait avec quelque précaution pour éviter les courants d'air toujours dangereux.

Il est essentiel surtout de prendre l'habitude de coucher avec les fenêtres ouvertes. C'est un exercice d'entraînement et on ne tarde pas à n'en éprouver aucune gêne. On veille seulement à ce que le courant ne tombe pas d'aplomb sur les yeux. On peut tamiser l'air par un rideau épais ou laisser en communication la chambre à coucher avec un appartement dont la fenêtre est ouverte.

Donc, plus de rideaux, plus d'alcôves enfoncées dans les murs qui arrêtent l'air, plus de fleurs, de parfums et de pipes qui vicient l'atmosphère et gênent la respiration.

d) *Lumière.* — Guerre aussi à l'obscurité : la lumière tue le microbe. Dès 1877 Downes et Blunt, puis Bang, ont prouvé scientifiquement que les microbes inondés de soleil disparaissent, tandis qu'ils sont d'autant plus résistants qu'ils sont plus vieux.

Multiplions donc les ouvertures et rappelons encore que « où n'entre pas le soleil entre le médecin. »

e) *Nettoyage.* — Le *balai* devrait être un instrument de vie; on le transforme un peu partout en instrument de mort. Par les poussières qu'il soulève, il contribue à disséminer les bacilles de la tuberculose répandus inconsidérément sur les parquets grâce aux crachats des malades. Le *balayage à sec* doit être sévèrement interdit. Une excellente méthode consiste à répandre de la sciure de bois mouillée sur le plancher : les poussières s'incorporent à elle et sont enlevées sans semer des germes de mort.

Pour un motif analogue, il ne faut jamais épousseter mais essuyer avec un linge légèrement mouillé. On peut d'ailleurs facilement diminuer ce travail en n'encombrant pas les pièces d'une foule de bibelots inutiles, véritables réceptacles à microbes.

f) *Désinfection.* — Enfin, il est indispensable de désinfecter un local habité par un tuberculeux. En ce cas, on envoie à l'étuve tout le linge qui peut avoir été souillé. Quant aux meubles et aux appartements, on procède à un nettoyage avec une solution antiseptique chaude et on aère le plus longtemps possible.

Pour les murs, on recommande un simple badigeonnage avec un fort lait de chaux (2 k. au moins de chaux bien vive pour 5 ou 6 litres d'eau) appliqué sur la couche ancienne non grattée.

C. Hygiène de l'alimentation.

a) ALIMENTS SOLIDES. — *Quantité.* — Nos tissus se désorganisent incessamment. C'est par une nourriture substantielle et abondante que nous les réparons. Sans tomber dans la gloutonnerie, il convient d'absorber une quantité d'aliments suffisante pour reconstituer notre corps. Pour ne pas entrer dans de longs développements, disons seulement que le nombre et l'espèce des repas dépendent de l'âge de la personne, du travail qu'elle exécute, du pays où elle vit. Il faut en tous cas qu'ils soient faits à des heures régulières et lentement : rien ne détraque plus l'estomac que de manger vite et à toute heure.

Préparation. — S'ils sont mal préparés ou trop épicés, l'appareil digestif devient paresseux, l'appétit disparaît et il en résulte un affaiblissement qui peut devenir favorable à l'évolution du microbe tuberculeux.

Choix. — Nous savons encore que certaines substances peuvent être nuisibles par les germes dont elles sont chargées ou imprégnées. Les *fruits* et les *pâtisseries* achetés aux marchands des quatre-saisons portent parfois des bacilles de Koch ; il est bon de s'en méfier.

La *viande* est tuberculeuse assez souvent ; il ne faut la consommer que bien cuite, surtout si on n'est pas très bien renseigné sur son origine.

Le *lait* bouilli ou stérilisé est le seul dont nous devions faire usage.

Nature. — Les aliments gras qui entretiennent la chaleur animale sont recommandés de préférence. Il est bon cependant de ne pas être trop absolu sur ce point. Pendant l'hiver une alimentation animale nous échauffe ; l'été les végétaux rafraîchissent. Si le Cosaque se contente d'un morceau de suif et si l'Esquinau savoure l'huile de phoque, l'Italien passe sa journée avec une poignée de macaroni et l'Hindou avec une poignée de riz. C'est pour ne point adopter le régime alimentaire des pays où ils sont transportés que beaucoup d'Européens succombent phtisiques.

N. B. — En définitive il faut accepter une alimentation saine, substantielle et variée. C'est un mauvais calcul d'économiser sur son ventre : le médecin et le pharmacien coûtent plus cher que le boulanger et le boucher.

b) BOISSONS. — Les boissons sont aussi nécessaires que les aliments. Pendant les repas, elles facilitent la digestion ; en dehors des repas, elles réparent les pertes occasionnées par la sueur, les urines, l'évaporation. Une seule est absolument nécessaire : l'*eau potable* exempte de microbes pathogènes.

L'usage modéré des *boissons fermentées* : vin, cidre, bière est sans danger ; mais leur abus entraîne l'*alcoolisme*.

Quant à l'usage des *boissons distillées*, et en particulier des prétendus apéritifs, il doit être prohibé. On sait pertinemment que l'*alcool* ne nourrit pas, n'échauffe pas, ne fortifie pas, ne désaltère pas ; par contre il use le corps, l'abêtit et ouvre la route aux.

maladies microbiennes. On l'a assez dit : « l'alcool fait le lit de la tuberculose » ou « l'alcool est l'engrais de la phtisie ». D'ailleurs les essences qui entrent dans la composition des apéritifs, de l'absinthe notamment, sont des poisons d'une extrême violence.

Les meilleurs apéritifs sont le travail, une vie réglée et le grand air.

Ajoutons enfin que, de l'avis de tous les médecins, l'alcool retarde ou empêche la guérison des maladies, quand il ne les a pas occasionnées de toutes pièces.

D. — Hygiène sociale.

a) *Devoirs de l'homme envers ses semblables.*
Le crachat, voilà l'ennemi !
Tout crachat est suspect !
Nous avons vu en effet que la tuberculose se propage surtout par le crachat. Souvenons-nous qu'il est non seulement sale et répugnant de cracher par terre, mais que cette vilaine habitude est dangereuse pour notre famille d'abord, pour nos concitoyens ensuite. Disons-nous bien et disons autour de nous que le tuberculeux peut guérir... mais qu'il se réinfectera par ceux qu'il aura contaminés s'il n'a pas eu la précaution de détruire ses expectorations.

L'homme sain, ou qui se croit tel, doit le premier donner le bon exemple. Cette contrainte est peu pénible eu égard aux avantages qui en sont les conséquences.

Où faudra-t-il cracher ? La mode et le bon ton veulent que ce soit dans le *mouchoir*. Ce petit carré de toile ne peut rendre des services que tout autant qu'on prend tous les soirs la précaution de le faire bouillir. (On peut ajouter dans l'eau un peu de « cristaux » — carbonate de soude). Le mouchoir est en effet un véritable récipient à bacilles et un appareil dessicateur ; il infecte d'abord la poche de son titulaire et, pour peu qu'il soit agité à l'air, il fait voltiger des myriades de micro-organismes.

Mieux vaudrait le *crachoir*. Celui-ci est l'outil indispensable à notre société menacée par le microbe de la tuberculose. A lui seul il peut arrêter le mal en empêchant sa dissémination.

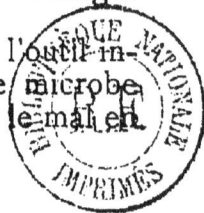

Nous n'appelons pas crachoir « hygiénique » ces petits vases de bois, de métal ou de terre que l'on trouve dans un coin des bureaux, des ateliers, des appartements. Le sable ou la sciure de bois dont on les remplit ne servent qu'à dessécher les crachats... quand on y crache dedans ; or, 9 fois sur 10, volontairement ou non, on expectore juste à côté. Au moindre courant d'air, au passage d'une jupe, les poussières chargées de bacilles se soulèvent et voltigent dans l'atmosphère.

Le bon crachoir est un outil monté sur un pied lourd et haut d'environ 1^m. Son poids fait qu'il se renverse difficilement. Son ouverture large est à portée. Il est enfin muni d'un couvercle fermant hermétiquement et renferme un liquide antiseptique (solution de lysol à 2 %, soit 20 grammes par litre d'eau — acide phénique à 5 %, soit 50 grammes par litre d'eau). Les crachats ne se dessèchent pas et les bacilles sont tués. Tous les jours l'appareil est vidé dans les fosses d'aisances et nettoyé avec le même liquide antiseptique.

Aux malades pauvres nous conseillerons de faire eux-mêmes leurs crachoirs. Ils prennent un carré de papier fort ou de carton mince de 5 à 6^{cm} de côté, en replient les bords d'un c^m environ et pincent les coins entre le pouce et l'index après avoir relevé verticalement les côtés rabattus. Ils obtiennent une petite boîte facile à dissimuler sur la cheminée, sur un meuble quelconque ; ils y recueillent leurs crachats et les jettent au feu tous les soirs. Le procédé est économique, nullement gênant et surtout efficace, car le feu est le purificateur par excellence.

Le *crachoir d'appartement* doit avoir pour complément le *crachoir de poche,* sorte de petit flacon de verre fermant hermétiquement. Le soir, on le met dans de l'eau froide qu'on porte à l'ébullition pendant 10 minutes au moins. Les crachats sont ainsi stérilisés ; il n'y a plus qu'à nettoyer l'appareil.

La stérilisation s'obtient plus rapidement en rinçant soigneusement le crachoir dans un liquide antiseptique énergique : une solution de lysol par exemple.

Rappelons-nous enfin que nous sommes tous *soli-*

daires. Sans esprit de parti politique où confessionnel, il faut nous unir et créer des *mutualités* et des *corporatives* pour venir en aide aux humbles travailleurs, des *sociétés d'assurances* pour couvrir les risques d'accidents et de maladies, des *hospices* pour les tuberculeux indigents ; il faut enfin fortifier les « *ligues antituberculeuses* » de notre appui moral et financier pour répandre dans les masses les mesures prophylactiques et thérapeutiques capables de terrasser le fléau.

b) *Devoirs de l'Etat.*

Les devoirs de l'Etat relativement à la tuberculose sont nombreux. Ne pouvant les citer tous, nous nous bornerons à signaler les principaux.

(1) Pourquoi l'enseignement antituberculeux ne serait-il pas rendu obligatoire dans les écoles de tout ordre comme l'est l'enseignement antialcoolique ? En créant chez l'enfant des habitudes hygiéniques on en fait le meilleur auxiliaire contre les maladies de toute nature qui assaillent notre pauvre humanité.

(2) Les règlements administratifs exigent une propreté minutieuse des locaux scolaires sans déterminer qui sera chargé des nettoyages journaliers. Cette besogne imposée aux enfants devrait incomber aux municipalités, comme leur incombe annuellement le badigeonnage si rarement et si mal fait d'ailleurs. Les préfets pourraient inscrire d'office, pour les communes qui rechigneraient, les dépenses nécessitées par la propreté des maisons d'école, tandis que des arrêtés ou des décrets spécifieraient, sous la responsabilité des maires, les méthodes de nettoyage, de blanchissage et de désinfection.

(3) Des crachoirs sur pied achetés sur les fonds des communes, des départements, de l'Etat ou des administrations devraient être placés partout où il y a une collectivité d'individus : écoles, casernes, bureaux, théâtres, etc.

(4) Des affiches très apparentes collées dans toutes les salles publiques et extérieurement dans tous les lieux fréquentés mettraient le public en garde contre la contagion, et, si besoin était, des mesures législa-

tives pourraient être prises comme dans plusieurs Etats de l'Amérique du Nord.

(3) Les Inspecteurs du travail devraient se montrer impitoyables dans leur surveillance des établissements industriels où des enfants accomplissent des travaux au-dessus des forces de leur âge dans des conditions déplorables d'hygiène.

(6) Il faudrait faciliter l'édification des maisons à bon marché où les ménages pauvres trouveraient, pour une somme relativement faible, espace, air, lumière et confort..

(7) Le nombre des débits de boissons est trop grand. Pourquoi ne pas le limiter? Tout au moins pourquoi ne pas soumettre ces établissements à une surveillance incessante tant au point de vue de leur tenue que de la qualité des liquides qui s'y consomment?

(8) Les abattoirs clandestins ne sont pas rares: la police a à exercer une active surveillance que nous sommes tous intéressés à lui faciliter.

Les boucheries rurales sacrifient trop souvent des bêtes tarées. Pourquoi la gendarmerie ne recevrait-elle pas l'ordre de s'assurer fréquemment de l'origine des animaux abattus?

(9) Que les agents de ville soient pourvus des ingrédients nécessaires pour reconnaître, non seulement les falsifications du lait, mais son innocuité.

(10) Qu'enfin l'Etat s'occupe activement de l'aération des villes par l'élargissement des rues et la création de jardins publics; qu'il édifie des établissements pour les fonctionnaires tuberculeux et pour les tuberculeux indigents; qu'il aide pécuniairement les œuvres diverses qui ont pour but l'amélioration du sort des travailleurs, etc.

*
* *

3. — Antiseptie.

L'hygiène la plus sévère et toutes les mesures que l'Etat pourra prendre n'arrêteront pas net l'infection. Nous sommes dans un milieu saturé de germes morbifiques et l'on peut dire que nos organes les plus cachés sont infectés normalement. La nature de son côté est parfois incapable de se défendre seule; il faut l'aider et nous le pouvons grâce aux découvertes de la science. Les produits créés par elle sous le nom d'*antiseptiques* tuent les microbes pathogènes et l'on ne saurait trop recommander leur emploi dans la lutte contre le bacille de Koch.

L'*antiseptie* ne se contente pas de désinfecter, c'est-à-dire de supprimer les fermentations odorantes, elle supprime aussi la septicité des germes infectieux. La liste des substances antiseptiques est assez longue ; nous nous arrêterons à la moins chère, la plus commode, la plus inoffensive : le *lysol* (1). Ce produit absolument soluble dans l'eau est recommandé par les sommités médicales comme le plus propre à préserver de la tuberculose.

Pour les soins du *corps*, à la dose de 0,5 à 1 % (5 à 10 gr. par litre d'eau), il assouplit la *peau*, la met à l'abri des attaques parasitaires et cicatrise rapidement les plaies de toute nature.

En injections et en lavages, à la dose de 0.25 à 0,50 % (2 à 5 gr. par litre d'eau), il calme les feux, les démangeaisons, fait disparaître les rougeurs et préserve des *maladies contagieuses*.

L'eau dentrifice au lysol arrête la carie des *dents*, tonifie les *gencives* et empêche conséquemment la *tuberculose thoracique* et la *tuberculose abdominale*. Avec une demi-cuillerée à café dans un verre d'eau, le matin, le soir, et après chaque repas, on se lave la bouche et on se gargarise,

Une solution de lysol à 1, 2, 3 % (10, 20, 30 gr. par litre d'eau) assainit les *chambres* des malades. On la projette avec un pulvérisateur et elle n'attaque ni linge, ni tentures, ni boiseries : 1 litre de solution suffit pour une surface de 10^{mq}.

Pour la *désinfection* des instruments de pansage, des linges, des crachoirs, des brosses, des peignes, des éponges, on emploie une solution plus forte : de 3 à 5 %.

Dans les *bâtiments* occupés par de grandes agglomérations, on évite tout danger de contagion par des lavages ou des pulvérisations avec des solutions à 3 %.

(1) Société française du Lysol, 22 et 24 Place Vendôme, Paris.

La même solution désodorise et désinfecte les fosses d'aisances : employer 3 litres de lysol pour 10^{mc} de vidange.

* *

4. — Préservation de l'Enfance.

Après ces notions générales d'hygiène et d'antiseptie, il ne nous reste plus qu'à dire un mot de la préservation de l'*enfance*. Celle-ci est particulièrement sensible à la contagion et le devoir de tous est de la défendre puisqu'elle ne sait et ne peut le faire.

Supprimons autour d'elle le crachat.

Evitons les poussières qui pourraient introduire dans ses poumons ou dans son estomac des bacilles malfaisants.

Exerçons-la à respirer seulement par le nez et à fond afin d'enrayer la pénétration des microbes.

Eloignons-la des squares surpeuplés d'enfants de toute origine.

Surveillons-la pour qu'elle ne porte à la bouche ni ses doigts pleins de terre, ni des jouets peut-être souillés par d'autres.

Ne lui donnons jamais des gâteaux et des fruits achetés aux étalages en plein vent.

N'admettons pas la communauté de cuillers, de fourchettes, de verres, de serviettes.

Surveillons sa nourrice et ses domestiques que nous renverrons sans retard s'ils toussent ou maigrissent rapidement.

Habituons-la de bonne heure à des lavages fréquents et complets.

Surveillons de près ses fonctions digestives, surtout à l'époque du sevrage.

Pas de rideaux à son berceau ou à son lit.

Amenons-la à dormir la fenêtre ouverte.

Sortons-la fréquemment au grand air pour qu'elle se fasse des muscles et des nerfs.

Assurons-lui des repas substantiels, variés, composés d'aliments sains et bien cuits.

Faisons-la manger à des heures fixes.

A l'école, évitons-lui le voisinage de camarades

tuberculeux, l'usage de livres utilisés par d'autres et tenons-la dans des locaux sains et aérés.

Prenons garde au surmenage physique et intellectuel à l'approche des examens.

Inspirons-lui enfin une crainte salutaire contre les maladies infectieuses et enseignons-lui les moyens d'échapper à leur influence par une éducation bien comprise à laquelle maîtres et parents sont intéressés à participer.

3. — La Guérison.

1. — **La tuberculose est curable.** — La tuberculose n'est pas seulement *évitable*, elle est aussi *curable*. Les maladies guérissent parfois naturellement, sans s'en douter. A Bicêtre, 60 % des malades autopsiés ont été reconnus comme ayant guéri naturellement de la tuberculose. M. Brouardel, ancien doyen de la faculté de médecine de Paris, a constaté que 50 % des sujets de plus de 30 ans amenés à la Morgue étaient guéris ou en voie de guérison de la tuberculose. C'est ce qui a fait dire au professeur Grancher que la tuberculose est la plus *curable* des maladies chroniques et à M. Duclaux, directeur de l'Institut Pasteur, qu'elle était la maladie *la plus facile à guérir*.

Pourquoi donc tant de malades succombent-ils encore ? Cela tient à plusieurs causes. Et d'abord, presque toujours, on se décide trop tard à se soigner. Si le mal à sa première période est sûrement guérissable, il l'est un peu moins à la 2ᵉ, et assez difficilement à la 3ᵉ ; il est tout évident que les chances de guérison diminuent avec l'avancement de la maladie. Cela est surtout vrai de la tuberculose pulmonaire que l'on ignore souvent longtemps ou qu'on ne veut pas faire connaître ; tandis que pour les cas de tuberculose des articulations, par exemple, la guérison s'opère rapidement car on attaque le mal dès le début.

En second lieu, les moyens thérapeutiques employés jusqu'ici étaient contraires au bon sens : au lieu de fortifier le malade, on diminuait sa force vitale ; sous prétexte de calmer sa toux, on le laissait dans un air vicié qui affaiblissait ses poumons ; on lui recommandait une alimentation légère, la diète même, pour couper la fièvre ; les médications ordonnées contre la toux, la fièvre ou les sueurs n'avaient d'autre résultat que de fatiguer l'estomac au lieu de l'inciter à manger.

Enfin les poitrinaires étaient traités en parias ; on les fuyait comme autrefois les pestiférés. Parents et médecins laissaient connaître aux malades que leur cas était sans remède et les malheureux, frappés moralement, s'abandonnaient au désespoir ; cet abattement les conduisait fatalement au tombeau.

2. — Principes du traitement antituberculeux. — Il n'existe encore aucun remède spécifique contre la redoutable affection : l'hygiène seule est efficace ; toutefois le traitement thérapeutique peut, dans une certaine mesure, aider à la guérison. Nous ne nous occuperons pas de ce dernier puisqu'il est du ressort des docteurs (1).

Le traitement ordinaire repose sur quelques règles simples que nous allons exposer succinctement. Il faut tout d'abord entourer le malade de soins affectueux et le persuader que son mal n'est pas dangereux. Une fois qu'il a la certitude qu'il guérira, il se prête à toutes les exigences et la réaction bienfaisante opérée en lui augmente la force de ses leucocytes.

Ensuite on rétablit l'équilibre organique rompu par la désorganisation des tissus. Par la *suralimentation* on répare les pertes dues aux sueurs, aux crachats, à la diarrhée, on compense l'usure provoquée par les bacilles et on neutralise l'action des toxines.

Pour brûler le carbone de ces aliments une plus grande quantité d'*air* est indispensable. D'où la nécessité de fournir aux patients une atmosphère toujours très pure. « Le renouvellement de l'air des chambres doit être permanent de jour et de nuit, quelle que soit la température et l'inclémence des saisons ». (Brouardel).

Enfin, pour diminuer toutes les occasions d'usure,

(1) Voir à la fin du volume les médicaments recommandés.

on exige le *repos*. Le malade reste au lit le plus long-temps possible, se vêt assez pour ne pas sentir le froid, sans être incommodé, et séjourne au *soleil* le plus qu'il se peut.

3. — **Les sanatoriums**. — Il s'ensuit qu'un malade peut être efficacement soigné chez lui. Toutefois le séjour dans un *sanatorium* est infiniment préférable : toutes les règles d'hygiène physique et alimentaire y sont mieux observées qu'au foyer domestique. Les personnes tuberculeuses n'ont à concevoir aucune appréhension à y entrer ; non seulement elles seront soumises à une discipline inflexible qui amènera sû-rement leur complète guérison, mais elles éviteront de contaminer leur entourage.

Nous allons exposer très brièvement les règles ap-pliquées dans un de ces établissements afin que les malades en traitement chez eux puissent en faire leur profit.

Le sanatorium de Davos (Suisse) est situé à 1573^m d'altitude. Abrité des vents froids et humides par les chaînes de montagnes, la réflexion des rayons solaires par les glaciers en rend la température relativement douce. Pas de poussières à cette hauteur, air très pur et respiration aisée à cause de la faible pression atmosphérique.

Progressivement on habitue les pensionnaires à dormir la fenêtre ouverte. Par les froids trop vifs on les couvre bien. Ils ne tardent pas à éprouver une sensation de bien-être qui les réjouit.

A 8 heures : lever et courte ablution d'eau froide. Le 1er jour une friction sèche ramène le corps à la température normale ; le second, la friction est à l'alcool ; le 3e, à un mélange d'alcool et d'eau ; à partir du 4e, on n'emploie plus que l'eau. La peau devient peu sensible aux refroidissements.

L'ablution est suivie d'un repos de quelques minu-tes au lit, après quoi le malade se relève et déjeune de lait, de pain et de beurre.

Vers 10 heures, second repas composé de pain, beurre, œufs frais, lait.

Repos à l'air sur une chaise longue.

A 1 heure, 3e repas avec œufs, poisson, viande,

3

légume, fromage, vin, bière, café, mais pas d'alcool.

Autre repos à l'air sur la chaise longue.

A 4 heures : goûter.

A 7 heures : dîner (soupe, viande, etc.)

Couchette en plein air jusqu'à dix heures.

A 10 heures : au lit dans la chambre après absorption d'un bol de lait.

Les malades ne reçoivent pas de médicaments, font usage du crachoir et ne peuvent boire de l'alcool. On remarquera que les 2 grands remèdes sont la *suralimentation* et l'*air*. La première neutralise les actes trop actifs de la respiration ; c'est pour cela que l'on accorde la préférence aux aliments gras. La *cure d'air* est aussi d'une efficacité reconnue : les malades perdent vite la fièvre et les sueurs ; avec le retour de l'appétit reviennent les forces. En quelques mois les tuberculeux de début guérissent radicalement ; 30 % des autres guérissent encore et 40 % peuvent reprendre leurs occupations en continuant à se soigner.

On voit que ce régime peut être suivi par le souffrant traité chez lui, à moins qu'il n'y ait fièvre et sueurs nocturnes, auquel cas il doit cesser tout travail et entrer au plus tôt dans un service hospitalier.

Il est à souhaiter que le nombre des sanatoriums augmente en France. Ceux d'Hauteville près Lyon, d'Angicourt (Oise), de Bligny près Rouen, d'Aubrac (Aveyron), de Cannet près Cannes, d'Ormesson pour les enfants sont insuffisants pour recevoir les nombreux malades qui réclament des soins, dans leur intérêt d'abord, dans celui de la société ensuite. Tout tuberculeux est un membre dangereux, inutile et coûteux. Avec le concours de l'Etat, l'initiative privée multipliera, espérons-le, les *dispensaires* pour tuberculeux, les *établissements hospitaliers* et nous verrons 36.000 malades au moins rendus tous les ans à la vie.

4. — Avis aux garde malades. — Comme nous pouvons tous être appelés à soigner des tuberculeux, il est bon de connaître les détails suivants :

1) Le garde-malade a pour premiers devoirs d'en-

tourer le souffrant d'attentions délicates de lui inspirer courage, de l'égayer et d'observer scrupuleusement toutes les prescriptions du médecin.

2) En ce qui le concerne, il s'abstient de prendre ses repas dans la pièce occupée par le malade et se tient dans un état constant de propreté irréprochable. Il surveille particulièrement sa bouche, sa gorge, son nez et use largement d'antiseptiques.

5. — **Conclusion**. — Connaître les causes du mal, savoir se défendre et se soigner, c'est bien ; mettre en pratique ces connaissances, c'est mieux. N'oublions aucun des enseignements de ce petit livre et, non content de les utiliser pour nous-mêmes, faisons-nous un devoir impérieux de les faire connaître autour de nous. Nous accomplirons notre devoir d'homme et de citoyen.

RÉSUMÉ

1. — La tuberculose est une maladie qui tue 150.000 Français par an. Elle est due à un champignon, le microbe de Koch, qui désorganise les tissus et les empoisonne.

Le bacille de la tuberculose existe dans l'atmosphère à cause des crachats desséchés et pulvérisés. Il pénètre dans le corps par les voies respiratoires, par les voies digestives, par la peau entamée Il s'y reproduit s'il n'est pas rejeté par les mucosités, tué par les sucs digestifs ou les leucocytes.

La tuberculose est contagieuse comme l'ont prouvé les expériences des médecins et comme le prouvent les faits d'observation. Cette contagion se fait surtout par l'intermédiaire des crachats dans les corps affaiblis par une prédisposition héréditaire ou acquise. L'alcoolisme est son grand adjuvant.

2. — Pour l'éviter il faut :
    Se laver régulièrement et prendre des bains ;
    porter des vêtements très propres;
    n'employer que des objets non contaminés ou préalablement désinfectés ;
    fréquenter peu les malades ;
    éviter le surmenage physique et intellectuel;
    faire de la gymnastique;
    habiter une maison bien placée, bien exposée et bien éclairée ;
    tenir son habitation très propre et bien aérée ;

se bien nourrir avec des aliments sains et bien cuits ;
éviter l'alcoolisme ;
ne jamais cracher que dans un crachoir stérilisé
tous les jours ;
suivre les prescriptions prophylactiques affichées en
maints endroits ;
aider l'Etat ou l'initiative privée dans la lutte contre
le fléau ;
préserver l'enfance ;
faire usage d'antiseptiques.

3. — *La* **tuberculose** *est une des maladies les plus cura-*
bles. Les malades ont besoin d'une alimentation très abon-
dante, de beaucoup d'air et de repos. Ils sont sûrs de trouver
tout cela dans les sanatoriums.

II. - DICTÉES

1. — Les principaux signes de la phtisie.

Les phtisiques ont la poitrine étroite, l'apparence
chétive ; ils s'enrhument facilement, surtout l'hiver.
Enfin, quand la maladie se déclare (et c'est le plus
souvent à la suite d'un rhume négligé), la toux devient fréquente, insupportable ; les malades crachent
le sang, d'abord en petite quantité, puis ils finissent
par vomir à pleine cuvette un sang rouge, mousseux,
écumant ; les yeux se creusent ; les pommettes des joues
deviennent rouges et saillantes ; la fièvre se déclare
en permanence, et elle redouble surtout vers le soir ;
l'appétit se perd, l'amaigrissement fait des progrès
rapides ; la nuit, il y a des sueurs considérables ; il
survient une diarrhée que rien ne peut arrêter et qui
se prolonge pendant des semaines et des mois ; la
toux continue, une toux creuse, caverneuse, suivie de
crachats abondants, purulents ; les poumons se dé-
truisent de plus en plus, et la mort survient après
une très longue agonie, quand le corps est réduit à
l'état de squelette.   (Dr H. GEORGE.)

2. — Les ravages de la tuberculose.

La tuberculose attaque gens et bêtes. Elle peut
envahir toutes les parties du corps, bien qu'atteignant

de préférence les poumons. Os, jointures, cerveau, reins, intestins doivent parfois donner asile au bacille de Koch.

Jeunesse, adolescence, âge mûr, vieillesse, elle n'épargne rien. Rien qu'en France elle fauche 150.000 existences par an, soit 411 par jour, 17 heures. C'est l'effectif de 5 de nos corps d'armée, plus que l'effectif d'une classe.

Dans l'univers entier, sans trêve ni merci, elle promène son lugubre cortège de misères et de larmes.

Apprenons donc bien vite à la connaître pour la mieux combattre.

*
* *

3. — Quelques causes de la tuberculose.

La phtisie est une des rares maladies contre lesquelles les efforts des médecins obtiennent encore, en apparence du moins, peu de résultats. La cause de ce fait réside dans l'influence déprimante de l'alcoolisme et des mœurs actuelles qui ont aussi grandement accru le nombre des maladies nerveuses. Désireux d'un bien-être plus illusoire que réel, on déserte les campagnes pour les villes où on ne trouve guère que désillusion et misère. La dépression morale et physique est le meilleur bouillon de culture pour les microbes de Koch, aussi le nombre des cas de tuberculose s'accroît-il tous les jours.

D'après le Dr Galtier-Boissière.

*
* *

4. — Le manque d'air est une des principales causes de la phtisie.

L'insuffisance d'air atmosphérique est une des causes les plus puissantes du développement de la tuberculisation. C'est elle qui explique pourquoi la phtisie est si commune dans les grands centres de population et relativement si rare dans les campagnes ; pourquoi elle frappe surtout l'ouvrier des villes condamné à la vie sédentaire dans des chambres étroites où l'air ne se renouvelle qu'incomplètement.

Hérald, Cornil et Hanot. (La phtisie pulmonaire).

*
* *

5. — La marche de la tuberculose.

La personne atteinte de tuberculose commence par perdre l'appétit. Elle est enrhumée et tousse fréquemment : l'hiver d'abord, continuellement ensuite. Elle maigrit et crache abondamment. Le mal empire au moindre refroidissement, les crachats se font de plus en plus nombreux et épais, la diarrhée et les sueurs nocturnes affaiblissent le malade. La mort ne tarde pas à survenir par consomption.

*
* *

6. — Le microbe en province.

Nous ne prenons pas assez garde au microbe. En province, à la campagne, on en rit et l'on dit tout haut que c'est une invention moderne, une sorte de croquemitaine imaginé pour faire peur aux naïfs. Les nettoyages de toutes sortes se font à la rivière. Aussi les épidémies règnent et font de nombreuses victimes. N'importe, l'habitude est là et on ne veut pas en démordre. On faisait ainsi autrefois ! Vos microbes sont des chimères !

Quand donc les gens apprendront-ils à appliquer sérieusement les principales règles de l'hygiène ?

Imité de Henri de Parville.

*
* *

7. — Transport de la tuberculose par les vêtements.

Les vêtements peuvent conserver longtemps le bacille de Koch. M. Kirchner rapporte le cas suivant. Trois sergents magasiniers d'un régiment prussien meurent tuberculeux. L'autorité militaire charge M. Kirchner de faire une enquête. Les trois sous-officiers étaient occupés dans un même local servant de magasin d'habillement. Dans une 1re enquête M. Kirchner recueillit des échantillons de poussières provenant de pantalons, tuniques, caleçons, etc. Une partie des poussières examinées ne fournit pas de microbes pathogènes; l'autre, inoculée à des cobayes, ne produisit pas d'effet.

Un second examen eut lieu. 6 nouveaux échantillons de poussières furent prélevés et inoculés à 6 autres cobayes. 2 animaux moururent d'infection staphylococcique, 3 autres succombèrent 3 mois après l'inoculation à une tuberculose péritonéale, 1 seul survécut indemne.

Sur 12 expériences, 3 furent positives. Les vêtements contenaient donc des bacilles et les magasiniers s'étaient infectés en les maniant.

*
* *

8. — Résistance du bacille tuberculeux.

La résistance du bacille tuberculeux augmente avec la sécheresse, probablement parce que la matière desséchée du crachat lui forme une sorte de cuirasse protectrice. Placé à l'abri de la lumière, dans une pièce obscure, dans une fente du plancher, sous la tapisserie, dans une couche de poussière, il peut sommeiller des mois, des années peut-être, sans perdre de sa vigueur. Paraisse l'occasion favorable, il continue sa néfaste besogne. L'air et le soleil, au contraire, le tuent en quelques jours.

Aérons nos appartements et multiplions les fenêtres : l'air et le soleil terrassent les microbes mieux que tous les produits que peut inventer le génie humain !

*
* *

9. — La tuberculose et l'altitude.

Il est temps de détruire cette légende que les régions élevées sont à l'abri des atteintes du bacille de la tuberculose. La ville de Potosi située à 4.058ᵐ d'altitude, dans la Cordillère des Andes (Bolivie), a des phtisiques comme Londres et Paris placées dans des plaines basses ; mais beaucoup moins cependant. Cette rareté dépend de la pureté de l'air, du peu de densité de la population et non point de l'altitude.

*
* *

10. — La tuberculose à Paris.

On a assez dit que les meilleurs facteurs de la tuberculose étaient le manque d'air et de lumière, l'insalubrité et l'exiguïté des logements, la mauvaise alimentation, l'alcoolisme. Le fait est confirmé par les observations des médecins de la capitale. Les vieux quartiers aux logements malsains et insuffisants où grouille une population minable par suite d'excès alcooliques ou de nourriture insuffisante et de qualité inférieure, les centres industriels où les fonderies, les chaudronneries, les tanneries, etc. remplissent l'atmosphère d'émanations pestilentielles ou de poussières contaminées, payent un large tribut à la mort : sur 10.000 habitants la tuberculose en emporte annuellement de 65 à 104.

Les quartiers mieux favorisés où les rues sont larges, où abondent les jardins, sont plus épargnés et sur 10.000 âmes ne perdent guère que de 50 à 65 tuberculeux par an.

Par contre les quartiers riches du centre et de l'ouest où de larges artères : avenues et boulevards, comme d'immenses tuyaux d'appel, répandent à la fois air et lumière, où les gens plus à leur aise habitent des logements vastes et bien tenus, où les jardins sont plutôt des forêts, ceux là perdent, dans le même temps et pour la même population, moins de 50 tuberculeux. Et encore le plus grand nombre de ces derniers doivent leur mal à l'intempérance ou aux excès.

Donc, vous tous qui tenez à la vie, restez à la campagne où la vie est simple et facile, où l'air est abondant et pur. La ville ne vous réserve que misères et deuils.

***

11. — Malheur à l'ivrogne !

Malheur à l'homme adonné à l'ivrognerie ! Ses muscles s'imprègent d'alcool, ses organes s'affaiblissent, son estomac fonctionne mal, ses poumons s'altèrent, son foie et ses reins ne secrètent plus que des liquides imparfaits, son cœur se détraque, son cerveau se congestionne ; résultat : son corps délabré devient la proie des nombreuses maladies qui guettent l'humanité. S'il ne meurt pas tuberculeux ou fou, il traîne une existence de misère à laquelle la mort est préférable.

On l'a assez dit : l'intempérant se creuse lui-même sa tombe.

.*.

12. — La tuberculose et l'alcoolisme.

On sait que la tuberculose, cette cause si intense de mortalité, choisit très souvent ses victimes parmi les buveurs. Un grand nombre d'individus adonnés aux liqueurs fortes succombent à la méningite tuberculeuse, à la tuberculose pulmonaire. Les faits observés sont tellement nombreux qu'ils en sont effrayants et la preuve qu'il ne s'agit pas là d'une coïncidence, ce sont les caractères particuliers que revêt la tuberculose dans les cas de ce genre, où elle se distingue par la dissémination et la généralision des tubercules, tout au moins dans les poumons et les membranes séreuses. Le docteur Gibert, du Havre, après avoir montré que, dans cette ville, chaque habitant consomme par an 27 l. d'alcool, fait remarquer que les quartiers les plus ravagés par la phtisie sont ceux où il existe le plus de débits. (Dr LEGRAIN).

.*.

13. — Tuberculose et alcool.

L'alcoolisme exerce une influence directe et immédiate sur le développement de la tuberculose. En provoquant un affaiblissement de toutes les fonctions de l'organisme et en diminuant sa force de résistance, l'alcool met l'organisme en état de réceptivité morbide et le prépare pour la pénétration et la pullulation des bacilles tuberculeux.

La lutte contre la tuberculose envisagée comme maladie endémique doit tendre à améliorer, par des mesures prophylactiques, les conditions hygiéniques et à combattre à outrance l'alcool qui est le véritable cancer du corps social.

Dans les sanatoria pour tuberculeux, l'alcool ne doit être employé que comme médicament répondant à certaines indications précises.

(Dr BAER, *Paroles prononcées au congrès contre la tuberculose de Berlin*).

.*.

14. — L'absinthe abrège la vie.

Les absinthiques meurent presque fatalement de la tuberculose : il est absolument exceptionnel de les voir arriver à 60 ans.

(Dᵣ L. GAUTHIER).

15. — Une opinion.

La tuberculose, déclare le Dᵣ L. Wintzenried, sous toutes ses formes, contribue dans une proportion effrayante à augmenter la mortalité générale. Il n'est pas douteux que l'alcoolisme ne soit un des principaux facteurs de la grande extension de cette affection. L'organisme affaibli d'un alcoolique est un terrain fertile pour le germe de la phtisie qui, dans ce cas, évolue d'habitude rapidement.

16. — Opinion d'un docteur roumain.

L'alcoolique non seulement ne résiste pas à la tuberculose, mais il l'acquiert avec la plus grande facilité, vu le délabrement général de tous ses organes et surtout de son appareil respiratoire. Il résulte de l'expérience que le microbe, cause de la maladie, non seulement n'est pas tué par l'alcool, mais qu'en présence des matières sucrées, il se conduit comme les ferments et fabrique de l'alcool.

Toutes les boissons alcooliques distillées sont nuisibles à l'état de santé et d'autant plus à l'état de maladie et spécialement pour les affections de la poitrine comme la tuberculose.

Les boissons alcooliques, même fermentées, n'ont aucune valeur contre les maladies infectieuses (tuberculose, fièvre typhoïde, etc.) ; elles ne sont pas non plus indiquées comme un moyen de traitement pour ces maladies. Bien plus, leur emploi et leur abus prédispose l'organisme à les acquérir et leur communique une gravité particulière. Entre l'alcoolisme et la tuberculose il n'y a pas antagonisme, mais synergie.

Les ligues et la lutte contre la tuberculose doivent marcher de pair avec les ligues et la lutte contre l'alcoolisme. Cette union doit réussir à prévenir la tuberculose et sauver l'humanité de deux des fléaux les plus meurtriers, qui sont les principales causes de la dépopulation dans tous les pays.

(Dr THIRON. — *Extrait de son travail sur l'alcoolisme et la tuberculose présenté au congrès de la tuberculose, à Paris, en 1898*).

17. — Tuberculose, alcoolisme et dépopulation.

Aidé de la tuberculose, l'alcoolisme est depuis longtemps l'une des principales causes de la dépopulation dans un certain nombre de régions. La réunion de ces causes, beaucoup plus que le fer et le feu, a contribué à réduire de plus en plus le nombre des indigènes de l'Amérique du Nord et de l'Amérique du Sud.

Mais il suffit d'examiner ce qui se passe chez nous pour reconnaître que l'alcoolisme est une cause de dépopulation. Si l'on y regarde de près, on reconnaît que la Normandie, contrée où l'on distille une grande quantité d'eau-de-vie, est une de celles où l'alcoolisme exerce les plus grands ravages. Là règne le préjugé qu'il est nécessaire d'administrer du vin et des liqueurs aux enfants pour les fortifier. Cette fâcheuse habitude de nourrir les enfants autrement qu'avec du lait, venant se joindre aux excès alcooliques si communs en Normandie, est, sans aucun doute, une des principales sources de la dépopulation de cette province.

(Dr LANCEREAUX. *De l'alcoolisme et de ses conséquences*).

18. — Le tabac favorise l'action du bacille tuberculeux.

La nicotine n'est en rien un microbicide en ce qui concerne le bacille de la tuberculose et elle n'entrave en rien sa pullulation. Le tabagisme exerce, au contraire, une influence directe très marquée sur le développement de la tuberculose pulmonaire ; car il provoque l'affaiblissement des organes et altère leurs fonctions, d'où diminution de la force de résistance :

ainsi se trouve créé un état de réceptivité morbide qui prédispose l'organisme à la pénétration et à la pullulation des bacilles.

D'après les recherches auxquelles je me suis livré, et au dire des spécialistes que j'ai consultés, j'ai pu constater que sur 100 hommes tuberculeux et qui étaient devenus tuberculeux à l'âge adulte, 95 étaient des fumeurs. Loin d'être microbicide, le tabac est à mon sens, comme l'alcool, bacilophile.

S'il serait peut être téméraire de prétendre que le tabac peut engendrer la phtisie. il faut bien admettre la possibilité, comme l'avait remarqué Merlin, par le tabac, d'une altération, d'une transformation du tissu pulmonaire, susceptible de faire naître la tuberculose, en modifiant le milieu, c'est-à-dire en préparant la réceptivité. Dans tous les cas il est indéniable que si le tabac ne suffit pas à provoquer la maladie,celle-ci, une fois déclarée. il en accélère le cours et en aggrave les symptômes, comme toutes les causes de débilitation. (D' Georges PETIT. — *Extrait de Maladies causées par l'abus du tabac ;* pages 122 et 123, année 1901 du journal *Le tabac).*

* *

19. — Transmission de la tuberculose à l'homme par les animaux.

Il est un mode de transmission de la tuberculose trop peu connu, partant très négligé : c'est celui des animaux à l'homme. Nombre d'animaux d'appartement : chiens, chats, oiseaux en cage même, deviennent tuberculeux. Aussi rien n'est plus sot et plus dangereux que les caresses que beaucoup de personnes font à ces êtres qu'elles soignent autant ou mieux que leurs enfants.

Certaines bêtes, non originaires de nos pays, comme les singes, supportent mal un régime qui n'est pas le leur et ne tardent pas à devenir phtisiques. C'est pourquoi le pavillon que les quadrumanes occupent au Jardin des Plantes est souvent désigné sous le nom significatif de « Palais de la phtisie ».

Mais c'est surtout par l'animal de boucherie et par le lait que la tuberculose se transmet. Il est confirmé que dans plusieurs régions de la France, comme la Beauce, la Brie, la Champagne, la Bretagne, le Nivernais, 25 % des bovidés abattus présentent des traces de tuberbulose. On ne saurait donc trop faire cuire les viandes d'origine peu certaine et ne consommer le lait qu'après une longue ébullition.

Imité du Dr GALTIER-BOISSIÈRE.

*
* *

20. — L'alcool empêche la guérison de la tuberculose.

Parmi la multitude des remèdes préparés dans les officines des pharmaciens, la plupart sont à base d'alcool. Malgré la campagne énergique d'éminents docteurs, on continue d'empoisonner les malades sous prétexte de les fortifier. Il est cependant bien démontré que l'alcool ne nourrit pas, n'échauffe pas ; qu'au contraire, par ses principes malfaisants, il contribue à aggraver les maladies, sans compter qu'il peut en engendrer de fort dangereuses.

Le Dr Manquat laisse entendre que l'alcool joue un rôle néfaste dans les maladies infectieuses. Il déclare que les patients ne devraient pas recevoir de toniques sous forme de vins-liqueurs. A l'appui de sa thèse, il cite une série de 23 pneumoniques, dont 7 très gravement atteints, ayant été guéris sans alcool médicamenteux.

Il est donc clair que l'alcool ne peut qu'entraver où même empêcher radicalement la guérison de la tuberculose.

*
* *

21. — L'hygiène.

La santé est un bien si précieux qu'on ne saurait trop prendre de soins pour la conserver. On doit donc s'efforcer de réaliser toutes les conditions nécessaires pour cela : une habitation salubre, un régime réparateur et fortifiant, un exercice modéré, des habitudes régulières aideront à atteindre le but.

Il faut se rappeler aussi que le moral influe beaucoup sur le physique. Qui ne sait combien des occupations attrayantes, des relations bien choisies, une vie paisible, un caractère gai, et par-dessus tout, la satisfaction du devoir accompli, contribuent au bien-être de l'esprit et du corps ?

Malheureusement notre pauvre et infirme nature ne perd jamais ses droits ; malgré tous les moyens d'hygiène morale ou matérielle que nous pouvons employer, nous ne sommes que trop sujets à des malaises, à des accidents auxquels nous devons savoir parer. Des soins simples et faciles, donnés à propos, peuvent empêcher une légère indisposition de dégénérer en une grave maladie.

(C. E. P. Paris).

22. — Prévenir vaut mieux que guérir.

Supprimons les cabarets, les marchands de vins, les ateliers malsains, les logements insalubres ; répandons partout à profusion l'air sain ; donnons une nourriture substantielle et prohibons ce poison terrible, l'alcool, et l'on verra disparaître la tuberculose. La tuberculose est un produit du manque d'hygiène et de l'alcoolisme, supprimons ce terrain et cette plante vénéneuse périra faute de nourriture.

(Dr J. LEMOINE).

23. — La prévoyance.

En tout, comme dit le poète, il faut considérer la fin, et, si la prévoyance est bonne et louable pour nous-mêmes, elle est meilleure encore pour nos semblables. On n'a pas tous les jours l'occasion d'accomplir un acte de haute vertu, de dévouement et d'abnégation. La vie n'est, après tout, qu'une suite, un tissu de menues actions, mais dans lesquelles on trouve l'occasion d'appliquer les grands principes de la morale, pour peu qu'on veuille bien se donner la peine de rechercher le lien qui les attache à ces principes. Jeter une peau d'orange n'est pas assurément un crime, mais cela peut causer un malheur, et, si l'on se place à ce point de vue, la précaution s'impose et devient un devoir. (VESSIOT) (C. E. P. — Algérie).

Note de l'auteur. — Éviter de cracher par terre est un devoir autrement impérieux que celui de ne pas jeter des peaux d'orange. Le cracheur manque au respect qu'il doit à sa personne et à celle d'autrui et risque de contaminer ses semblables s'il est tuberculeux... et il peut l'être sans s'en douter.

24. — De la propreté.

On dit de la propreté qu'elle est une demi-vertu. La définition est bonne, seulement il est à regretter que cette demi-vertu ne soit pas toujours pratiquée. La malpropreté, on ne saurait trop le dire, engendre des maladies graves et il serait à désirer que cette vérité fut comprise dans tous nos ménages villageois. En Flandre, ce n'est pas seulement la maison du riche qui nous séduit par un luxe de propreté, c'est aussi la maison du pauvre. S'il n'a qu'une masure qui tremble sous le vent d'hiver, s'il n'a que 2 ou 3 chaises dépaillées, un lit séculaire, une table vermoulue, du moins le carrelage de cette maison est, deux fois par jour, lavé à grande eau, puis saupoudré de sable fin ou rougi avec de la brique pilée ; du moins les charpentes de ces chaises, ce lit et cette table sont cirés, frottés et miroitent comme autant de glaces.

(C. E. P. — Cher)

25. — Lavez-vous les mains.

1. — Vos mains ! regardez-les, comme elles sont sales ! Les avez-vous seulement lavées une petite fois depuis ce matin ? Et ces ongles mal taillés et en deuil, combien croyez-vous que vous portiez là de maladies dans cette crasse noire et humide sous votre ongle et dans les pores de votre peau ? Réfléchissez. Savez-vous ce que vous avez touché et à travers quel foyer d'épidémies vos mains ont pataugé ? Et vous les portez à votre bouche, vous touchez vos aliments inconsciemment et avec incurie, car vous seriez épouvantés si on vous montrait ce qui grouille dessus.

2. — Aussi, vos dents se gâtent, les angines pleuvent, vous êtes la proie incessante de tous ces mille riens, de toutes ces maladies qui vous assiègent constamment et qui, heureusement, guérissent seules jusqu'au jour où, avec vos mains sales, vous introduisez en vous le germe de la fièvre typhoïde, de la fluxion de poitrine, de la tuberculose dont vous mourrez.

(C. E. P. — Seine-et-Oise).

26. — L'alimentation de l'ouvrier.

Le premier conseil que je donnerais, c'est de ne pas rester longtemps à jeun le matin.

L'appétit n'étant pas encore éveillé, il serait déraisonnable de faire un repas copieux ; mais un liquide chaud, tel que du lait, du bouillon avec un peu de pain, ou bien une panade, font cesser de léger malaise d'estomac qu'on éprouve en sortant du lit. Ce malaise a engendré chez les ouvriers une habitude funeste, c'est celle de prendre le matin, à jeun, de l'eau-de-vie ou d'autres liqueurs fortes. On ne voit que trop souvent les ouvriers forcés de se rendre à leurs travaux avant le jour, entrer dans les boutiques des épiciers et vider un verre de cette détestable boisson. Quatre-vingt fois sur cent ils meurent victimes de cette habitude funeste qu'ils ont contractée dans l'adolescence.

(C. E. P. — Vosges).

27. — Les principes d'une bonne alimentation.

Une alimentation exclusivement végétale est mauvaise ; pareillement, une alimentation où n'entrerait que de la viande serait dangereuse. Il faut donc donner la préférence à une nourriture mixte.

Celle-ci doit être variée pour exciter l'appétit. Sa quantité dépend de l'âge du consommateur et surtout de ses occupations. Il est évident qu'un homme mange plus qu'un enfant, un cultivateur qu'un employé de bureau. Administrée à des heures fixes, elle doit être assez abondante pour réparer les tissus sans surcharger l'estomac : entre l'excès et la privation de nourriture il existe un juste milieu dans lequel il convient de se tenir.

La plus grande attention est nécessaire quant aux choix des aliments. Seul, le lait bouilli ou stérilisé figurera sur nos tables. Les viandes seront soumises à une cuisson prolongée à moins qu'on ne soit absolument sûr de leur entière innocuité. On évitera enfin de consommer des pâtisseries et des fruits qui auront séjourné sur des étalages exposés aux poussières : ils pourraient s'être chargés de bacilles tuberculeux.

*
* *

28. — Dangers des vieilles poussières.

Les vieilles poussières sont dangereuses. En 1883, on procédait au remaniement de la bibliothèque de la faculté de médecine de Bordeaux. Des poussières séculaires furent remuées. Les ouvriers ressentirent tous un malaise identique : maux de tête, fièvre, inflammation des voies respiratoires. Un examen attentif permit d'attribuer le mal aux microbes cachés dans les poussières.

Il faut donc nettoyer avec précaution les pièces depuis longtemps inhabitées.

*
* *

29. — Nettoyage des classes.

La classe est balayée ; il faut enlever la poussière qui s'est déposée sur les tables, les cartes, les tableaux, etc. Comment procède-t-on règle générale ? On donne dans tous les sens de violents coups de plumeau.

Travail inutile, puisque cette poussière de nouveau soulevée tombera peu après. Opération dangereuse, car elle favorise la dispersion des germes des maladies microbiennes, en particulier du bacille de la tuberculose. On a dit avec raison que le plumeau est homicide.

Frottons, mais n'épousssetons pas. Un coup de chiffon légèrement mouillé sur les meubles et de chiffon fin sur les tableaux après chaque balayage !

Honni soit le plumeau !

*
* *

30. — Aérons.

L'aération des salles de classe, des chambres à coucher et des pièces où plusieurs personnes ont séjourné est un point capital. L'air confiné est impropre à la vie, tandis que l'air pur revivifie nos poumons tout en détruisant le microbe de la tuberculose. Ouvrons toutes grandes les fenêtres en toute saison, dussions-nous sentir un peu le froid. Souvenons-nous que l'air et la lumière sont les grands ennemis des infiniment petits. Un proverbe italien dit excellemment : Où n'entre pas le soleil, entre le médecin.

*
* *

31. — Les chambres à coucher.

Les chambres à coucher sont les pièces de la maison où l'hygiène doit être le mieux observée. Qu'elles soient claires, très aérées. Les grands rideaux n'y sont point indispensables, surtout en été ; car ils interceptent l'air, et l'on dort moins bien dans un petit espace clos que dans une pièce où l'air est moins raréfié. On aura soin d'entretenir en très bon état la table à toilette, de ne jamais laisser séjourner les eaux de savon dans les cuvettes, et de ne laisser traîner sur la toilette ni peignes, ni brosses, ni éponges.

Rien n'est plus répugnant que de voir ces objets dans les instants où l'on ne veut pas s'en servir.

Le balayage se fera complètement chaque matin dans toute la maison ou l'appartement. Les planchers cirés seront frottés à l'aide d'un chiffon de laine qu'on passera soit avec le balai, soit avec le pied. Les planchers lavés seront essuyés chaque jour comme les carreaux de la cuisine, avec un linge mouillé.

(CUISSART. — C. E. P. Meuse).

* *

32. — Les avantages de l'économie.

Economiser c'est dépenser moins qu'on ne gagne, ou plutôt c'est ne pas faire des dépenses inutiles. L'homme économe a du goût pour le travail ; sa maison est rangée, ses vêtements sont propres, sa famille a au moins le nécessaire. Se rappelant le proverbe : « Qui paye ses dettes s'enrichit », il ne fait point compte chez les fournisseurs. Il fuit les cabarets, les bureaux de tabac et tous les lieux où l'on compromet sa santé et où on engloutit ses ressources. Avec le contentement de lui-même et l'estime des honnêtes gens, il conserve aussi la vigueur du corps et la pureté de l'âme. L'avenir le préoccupe assez peu ; il sait que les économies réalisées le mettront à l'abri du chômage et de la maladie. Ses vieux jours s'écoulent au milieu d'une félicité complète : n'ayant jamais fait d'excès, il ne sait pas ce que c'est que les infirmités ; ayant versé régulièrement à la caisse des retraites pour la vieillesse, il jouit d'une petite rente qui suffit à sa paisible existence.

* *

33. — Ne crachons pas par terre devant les enfants.

La personne qui crache par terre devant un enfant commet une faute et encourt une grave responsabilité : malade, elle risque de le contagionner ; bien portante, elle lui donne le mauvais exemple ; d'autant plus que tout crachat est suspect et qu'à première vue rien ne prouve qu'il ne contient pas de bacilles tuberculeux.

(Extrait de Sauvons nos enfants de la tuberculose.)

* *

34. — L'usage du mouchoir.

L'origine du mouchoir remonte au XIe siècle. Jusqu'au XVIe siècle, les poches n'existant pas, les rares personnes qui s'en servaient l'attachaient au bras gauche. Actuellement tout le monde emploie cet instrument, et souvent fort mal. Le bon ton veut qu'on y crache dedans : ce qui est bien dangereux. Il est clair qu'on infecte sa poche, à moins qu'on ne change très fréquemment ce petit carré de toile. De plus, au contact du corps, les crachats se dessèchent vite et se pulvérisent par suite des froissements. Chaque fois qu'on tire son mouchoir, c'est par milliers que les microbes se répandent dans l'air et peuvent infecter des personnes saines jusqu'alors.

Où faudra-t-il donc cracher ? Dans un crachoir hygiénique. Un jour viendra où l'homme qui crachera ailleurs que dans un outil spécial sera montré du doigt comme un mal élevé. Dans l'intérêt général faisons des vœux pour que ce jour vienne bientôt.

* *

35. — L'œuvre des Enfants tuberculeux.

L'œuvre des enfants tuberculeux est au premier rang de celles qui apaisent et qui rapprochent. Elle a groupé les religions, les races, les conditions sociales les plus diverses. Elle a confondu l'obole du pauvre et la souscription du riche ; de tous côtés les dévouements se sont empressés.

(E. LOUBET. — *Extrait du discours à l'Assemblée générale de l'œuvre d'Ormesson, 1901).*

* *

36. — Les hôpitaux.

On se fait généralement une idée très fausse des hôpitaux et beaucoup de gens redoutent d'y aller. C'est un préjugé fâcheux, car les malades des hôpitaux sont soignés par les meilleurs médecins, secondés par des auxiliaires dévoués et vigilants.

L'Hôtel-Dieu, à Paris, est un véritable palais. Les bâtiments sont construits avec luxe et offrent aux malades des salles saines et spacieuses. L'air et la lumière y pénètrent de tous côtés ; des allées plantées d'arbres et garnies de bancs offrent un lieu de promenade agréable et utile aux malades qui reprennent un peu de force et aux convalescents.

L'ordre, la régularité, la propreté règnent généralement dans les hôpitaux, et lorsqu'on voit l'heureux résultat des efforts qui sont faits chaque jour dans l'intérêt des pauvres, on s'étonne de la répugnance qu'éprouvent beaucoup d'entre eux, malgré tout leur dénûment, à profiter des secours qui sont prodigués dans ces établissements.　(C. E. P. Ille-et-Vilaine).

Note de l'auteur. — La plupart des tuberculeux guériraient s'ils avaient le courage d'entrer dans un sanatorium où ils recevraient les soins qu'on ne peut leur donner chez eux. De plus, ils n'exposeraient pas leurs voisins à contracter le redoutable fléau.

37. — La routine et les maladies de poitrine.

On sait à quel point la routine est puissante dans notre pays. Tandis qu'en Allemagne on s'organise de tous les côtés pour vaincre l'implacable pourvoyeuse de la mort, la tuberculose, chez nous, à part quelques courageuses exceptions, on continue à se traîner dans les errements du passé.

On ne sait que trop, hélas ! à quel point la vieille thérapeutique était restée impuissante devant les maladies de poitrine et, en particulier, devant la phtisie Dire de quelqu'un qu'il était atteint de la poitrine, c'était prononcer son arrêt de mort ; l'issue fatale se faisait attendre plus ou moins longtemps, mais elle était à peu près inévitable. On avait beau multiplier les potions les plus savantes, varier les drogues, rien ne pouvait arracher les pauvres poitrinaires à la mort qui les tenait déjà dans ses griffes puissantes et les enlevait au milieu de parents et d'amis éplorés et terrifiés.

Il n'en est plus heureusement ainsi aujourd'hui. Grâce aux progrès de la médecine, on peut dompter cette faucheuse inexorable d'existences. Les malades n'ont qu'à se soigner résolument : leur guérison est certaine.

* *

38. — Aux enfants : Conseils.

A l'école, respectez le parquet : les règles de la convenance l'exigent comme le respect de la santé de vos camarades et de votre maître.

Dans la rue, n'expectorez jamais sur la chaussée : si vous étiez malade vous pourriez contaminer les autres, si vous ne l'êtes pas vous leur donneriez un mauvais exemple.

Quand vous balayez, évitez de soulever la poussière ; arrosez largement et frottez avec un chiffon mouillé : les poussières disséminent les bacilles tuberculeux.

Ne portez jamais à la bouche vos doigts salis de terre : celle-ci pourrait avoir été souillée par des crachats infectés.

Ne mouillez jamais vos doigts pour feuilleter les livres qui ne vous appartiennent pas : savez-vous s'ils sont indemnes de germes malfaisants ?

Pourquoi sucer les crayons, les gommes ? Ignorez-vous qu'un camarade malade peut avoir fait de même ?

Abstenez-vous d'employer des jouets maniés par des camarades maladifs : la moindre écorchure de votre peau peut livrer passage au bacille malfaisant. Pas de communauté de verres, de cuillers, de fourchettes, de couteaux qui peuvent être chargés de microbes.

Défendez-vous, l'issue de la lutte vous sera favorable.

III. - LECTURES.

1. — Les microbes.

Qu'est-ce donc que ces microbes dont tout le
monde parle et dont si peu de personnes connaissent
les effets ? Comme le nom l'indique (grec : mikros,
petit ; bios, vie), ce sont des êtres vivants infiniment
petits, pour l'étude desquels il faut recourir à de
puissants microscopes. Les plus grands atteignent
difficilement 3 millièmes de millimètre, beaucoup
dépassent à peine le $1/2$ millième de millimètre. Un
centimètre cube, le $1/4$ d'un dé à coudre ordinaire, en
contiendrait des milliards et des milliards.

On les classe parmi les végétaux inférieurs bien
qu'ils n'aient ni racines, ni tiges, ni feuilles et rarement de matière verte. Il y en a partout : dans l'air,
dans l'eau, dans le sol, dans le corps des animaux,
sur tous les êtres.

On peut ramener leurs formes aux 4 suivantes :

1º les *microbes globuleux* ou *microcoques* ; on en
trouve dans le sang, le riz, l'amidon, le pus des pé-
ritonites et des furoncles.

2º les *microbes allongés* en forme de bâtonnets
rigides, les *bacilles*, comme ceux de la *tuberculose*,
du croup, de la fièvre typhoïde.

3º les *bactéries*, moins ronds que les premiers et
plus larges que les seconds ; exemple : la bactérie du
charbon.

4º les *spirilles*, très mobiles, analogues à des ser-
pents ; ils produisent le choléra, la gangrène, etc.

L'examen microscopique ne suffit pas toujours pour
les différencier, quelques-uns pouvant passer par
diverses formes. Par contre, chaque espèce a une
affinité toute particulière pour certaines couleurs.
Les bactériologistes, c'est ainsi qu'on appelle les
personnes qui s'occupent de l'étude des micro-organismes, savent fort bien les distinguer en se servant
du rouge d'aniline, du bleu de méthylène, du violet
de gentiane.

Ces infiniment petits se reproduisent avec une rapidité dont l'imagination se fait difficilement une idée. En quelques minutes, ils se divisent en 2 et jusqu'à 6 tronçons, chacun vivant de sa vie propre et se reproduisant de la même façon. En 1 heure, 1 seul individu peut en donner 1000 ; en 2 heures, ses descendants sont au moins 1.000.000 ; en 3 heures, ils dépassent la population du globe.

Ce mode de reproduction par scissiparité n'est pas le seul. Les microbes bourgeonnent si on peut ainsi dire et leurs bourgeons, quelque fois plus gros qu'eux-mêmes, laissent échapper des semences nouvelles, des *spores,* véritables œufs qu'ils produisent par millions. Or les spores ont la vie très dure et ne tardent pas à devenir microbes à leur tour. Les microbes de l'eau meurent à la température de l'ébullition, alors que leurs spores ne paraissent pas incommodées par des chaleurs de 100 degrés. C'est pourquoi, en temps d'épidémie, on recommande de consommer dans les 24 heures l'eau bouillie pour ne pas laisser aux spores le temps d'acquérir leur forme définitive.

Comme tous les êtres vivants, les microbes se nourrissent, mais non de substances indifférentes. Chaque espèce demande un aliment particulier qu'elle abandonne à une autre dès qu'il cesse de lui convenir. Ce sont des agents de décomposition : les putréfactions, les fermentations, la plupart des maladies sont leur œuvre dont le résultat final est la transformation, par étapes successives, des matières organiques en substances minérales. Et l'on se fait rarement une idée de leur voracité. Alors que l'homme consomme environ $1/50$ de son poids de nourriture, le mycoderme du vinaigre exige plus de 100 fois son poids d'alcool.

Les microbes peuvent se diviser en 2 catégories: les uns BONS, comme ceux des *levûres* et des *ferments* qui nous donnent le vin, le vinaigre, le cidre, la bière, le pain, le fromage, le fumier, etc ; les autres MAUVAIS, tels que ceux qui font sûrir le bouillon, tourner le lait, pourrir les fruits, créent les maladies contagieuses, etc.

Ces derniers sont fort à craindre. On leur a donné le nom commun de *microbes pathogènes* (du grec:

pathos, maladie ; et gennaô, j'engendre). Ils agissent par eux-mêmes et par les produits qu'ils excrètent, les *toxines*, qui sont parfois de véritables poisons. Heureusement, depuis les immortels travaux de Pasteur, l'homme peut, dans une certaine mesure, modifier leur puissance d'action. Il parvient dans beaucoup de cas à l'atténuer, même à l'utiliser. En cultivant les microbes, il obtient des virus qu'il peut inoculer aux animaux et même dans quelques cas aux personnes sans qu'ils en éprouvent le moindre malaise. Bien mieux, par le fait de l'inoculation du virus, les êtres traités deviennent réfractaires au mal. Tel est le principe de la *vaccination,* grâce à laquelle on préserve du charbon, du rouget, du choléra des poules, etc.

D'autre part, les toxines secrétées par plusieurs microbes servent à guérir quelques maladies. Ainsi, si on inocule la toxine du croup à un cheval, le sang de celui-ci acquiert une double propriété : 1º il s'oppose au développement du bacille ; 2º transfusé à un autre animal il lui confère l'immunité dont il jouit. La partie du sang que l'on inocule est le *sérum ;* d'où le nom de *sérothérapie* donné à ce mode de traitement.

Il faut croire que nos laborieux chercheurs finiront par trouver le sérum de toutes les maladies microbiennes et en particulier de la tuberculose. Ce jour-là l'univers aura gagné une belle victoire ; les malades proclameront à la face du monde leur admiration et leur reconnaissance pour leurs libérateurs.

2. — L'alcool et l'estomac.

1. — Quelle que soit la nature d'une boisson fermentée, c'est surtout par l'*alcool* qu'elle agit sur l'organisme. On peut donc prendre, comme type de l'action de ces boissons, celle qu'exerce sur les organes l'eau-de-vie commune, c'est-à-dire l'alcool pur étendu de son volume d'eau. Lorsqu'il est plus étendu tel qu'on le trouve, par exemple, dans les boissons usuelles, vin, bière, cidre ou poiré, ses effets son évidemment moins marqués ; ils deviennent terribles, au contraire, lorsqu'il est plus concentré.

2. — Introduite dans un estomac vide, l'eau-de-vie, même à dose très modérée, le congestionne, excite ses contractions et augmente la sécrétion des sucs digestifs. Ces effets directs, beaucoup moins prononcés lorsque l'estomac est rempli d'aliments, sont d'ailleurs passagers et disparaissent sans laisser de traces, si l'ingestion de l'eau-de vie est un fait accidentel. Mais, si ce fait se reproduit fréquemment, et surtout s'il devient habituel, la rougeur congestive est plus vive, plus persistante ; une véritable inflammation se développe, les sucs digestifs deviennent plus rares et font place à des liquides plus nuisibles qu'utiles au travail de la digestion ; puis, à la longue, on voit succéder à l'inflammation, tantôt un travail d'ulcération, tantôt et plus souvent, un épaississement, une induration qui, en paralysant les mouvements de l'estomac et en arrêtant ses sécrétions normales, le rendent incapable de digérer.

3. — A ces états anatomiques correspond une succession d'accidents, tels que la sensation de chaleur et de brûlure au creux de l'estomac, le rejet, par des efforts de vomissements, de liquides plus ou moins abondants, tantôt fades, tantôt acides ou âcres (pituite des buveurs), la perte d'appétit, la lenteur du travail de la digestion ; plus tard, des douleurs d'estomac se prolongeant sous les côtes et jusque dans le dos, avec de grandes différences d'intensité et de nature, depuis le pincement ou la pesanteur, jusqu'aux plus atroces déchirements ; en un mot, des troubles digestifs d'une gravité croissante et pouvant à eux seuls amener la mort par épuisement, avec ou sans complication ultime de *phtisie pulmonaire* ou de cancer.

(Académie.)

*
* *

3. — La Tuberculose alcoolique.

Les désordres directs de l'abus des boissons alcooliques ne sont pas les plus redoutables ; il en est d'autres plus effrayants encore, car ils se terminent fatalement par la mort : je veux parler de ceux que fait naître la *tuberculose*.

Sans nier que la *tuberculose* soit le résultat de l'action d'un microbe particulier, son action ne s'exerce jamais que sur un organisme prédisposé. Or aucune circonstance n'est plus apte à favoriser cette prédisposition que les excès de boissons. Déjà, au siècle dernier, quelques praticiens avaient observé que la *phtisie*, dans les campagnes, se rencontrait plus particulièrement chez les individus adonnés à des excès de boissons.

L'influence des boissons alcooliques sur la *tuberculose* repose sur deux ordres de preuves : les phénomènes de cette maladie chez les buveurs, et sa fréquence chez ces mêmes individus. La *phtisie* du buveur offre, en effet, des caractères propres, tant par sa localisation que par son évolution. Contrairement aux données classiques qui fixent cette localisation au sommet gauche et en avant, la *tuberculose* du buveur se fixe au sommet droit et en arrière, sous forme de granulations. Le mal se ralentit généralement à la suite d'une première poussée, et si le buveur avait le bon esprit de cesser ses mauvaises habitudes et de s'alimenter d'une façon convenable, il guérirait le plus souvent. Par malheur, il en est rarement ainsi : une seconde, puis une troisième poussées surviennent, et la maladie, d'abord peu inquiétante, prend tout à coup une gravité des plus grandes par la dissémination des tubercules. Chez quelques buveurs, la tuberculose envahit concurremment les poumons, le péritoine, les méninges, et tue avec rapidité principalement les porteurs aux halles, les tonneliers et les camionneurs. Dans tous les cas, les alcools créent tout à la fois une prédisposition générale et une prédisposition locale qui fournissent au *bacille de la tuberculose* un terrain propre à son développement.

(Dr LANCEREAUX, *Bulletin de l'Académie de médecine*, séance du 5 mars 1895.)

* *

4. — Les microbes et les maladies infectieuses chez l'alcoolique.

On a à redouter des maladies infectieuses chez

l'alcoolique. Autrefois, la mort par infection puru-
lente, par septicémie, par gangrène était fréquente
à la suite des blessures, et l'*alcoolisme* payait un
large tribut à ces complications inflammatoires. La
raison est bien connue aujourd'hui ; ces complications
sont dues à des *microbes*. Pour que la maladie appa-
raisse, il ne faut pas seulement le microbe, mais un
terrain préparé : les gens tarés, affaiblis par les excès
sont plus susceptibles d'être contaminés. Enfin, une
fois la contagion faite, pour guérir il faut pouvoir
éliminer rapidement les toxines produites par la fer-
mentation microbienne. L'alcoolique élimine mal
parce qu'il est scléreux, ses artères et son cœur fonctionnent défectueusement, ses reins sont souvent
atteints de néphrites — d'où la gravité de pareilles
affections chez le buveur. — Heureusement ces complications sont plus rares, le chirurgien est armé
contre les microbes, mais il ne peut rien, au moins
instantanément contre le terrain. Enfin l'organisme
étant moins actif, moins vigoureux, la réparation des
plaies, non seulement de la peau, mais des os, se
fait moins bien.

Dr SOREL.

* *

5. — Le Tabac et la Tuberculose.

Du côté des organes de la respiration, combien ne
constate-t-on pas de désordres chez les personnes
qui font un usage constant du tabac ? D'abord c'est
le pharynx qui s'irrite et se dessèche, sous l'impres-
sion de la plante narcotique ; car elle prend à la gorge
et y cause un sentiment de constriction qui est un
symptôme constant et caractéristique de tout em-
poisonnement par les substances végétales âcres.

Du pharynx, l'irritation rayonne sur la glotte et le
larynx. Un sentiment incommode de titillation provoque une petite toux sèche, qui est souvent un
avant-coureur de la *phtisie laryngée*, à laquelle succombent un si grand nombre de jeunes fumeurs.

Le poumon est, de tous nos organes, celui qui est
le plus souvent et le plus directement affecté par
l'action du tabac. Celui-ci irrite la membrane mu-

queuse de ce viscère et produit, chez le fumeur, la *bronchite* qui, passant rapidement de l'état aigu à l'état chronique, dégénère presque toujours en *catarrhe chronique* du poumon.

Le tabac diminue aussi le calibre et la contractilité des canaux aériens et sanguins. Il en résulte une gêne de la respiration qui fait perdre aux poumons leur amplitude et se traduit finalement par de l'*essoufflement*, de la *suffocation* ou par l'*asthme*.

La nicotine coagule encore le sang dans les capillaires artériels et veineux du poumon et amène l'*hépatisation pulmonaire* : de spongieux l'organe devient résistant. Le malade perd l'appétit, tousse, la fièvre s'empare de lui et s'éteint dans une longue agonie de la *phtisie sèche,* c'est-à-dire sans crachats purulents, comme chez les tuberculeux, à moins qu'il ne succombe dans des désordres si rapides que la science a donné à leur ensemble le nom caractéristique de *phtisie galopante.*

D'après des statistiques dignes de foi, il paraît qu'en Angleterre, sur 10 personnes qui meurent phtisiques, 8 ont fait usage du tabac.

Ainsi, c'est entendu, le tabac peut, de toutes pièces amener ou tout au moins favoriser la *phtisie.* N'usez jamais de ce narcotique dangereux et coûteux.

(Tiré de l'ouvrage du Dr Depierris, *Le tabac.*)

*
* *

6. — Fumeurs et cracheurs.

Dans une salle de café, on boit, on fume, et le tabac ainsi que l'alcool sont deux grands facteurs de la *tuberculose.*

Dans aucun endroit, le sol n'est couvert d'un tel amas de crachats qui sont reçus dans une poussière de sciure de bois ou de sable fin ; le lendemain matin le tout est balayé et les bacilles sont à merci soulevés dans un nuage de poussière et entraînés au hazard...

Une objection ne peut manquer d'être faite : «Tous les fumeurs ne crachent pas.» Il est très simple de répondre d'une façon fort naturelle et juste à cette objection qui m'a été faite plusieurs fois : « Si tous les fumeurs ne crachent pas, tous les tuberculeux crachent, sans exception.» ...

Il est incontestable que l'usage du tabac est mauvais pour les tuberculeux et peut être considéré comme favorable au début de la tuberculose ; j'en pourrais apporter de nombreux exemples.

Le Dr Chuquet, dans son livre sur l'hygiène des tuberculeux, dit : « Nous conseillons toujours à nos malades de renoncer à l'usage du tabac, sous quelque forme que ce soit, et d'y renoncer totalement.»

L'action néfaste du tabac, en ce qui concerne la *tuberculose*, est évidente, et c'est peut-être le seul point où les auteurs soient d'accord. Les plus ardents défenseurs de l'herbe à Nicot, je parle seulement des médecins qui seuls ont autorité en pareille matière, sont du même avis que leurs adversaires pour considérer le tabac comme un auxiliaire de la tuberculose, et comme l'a dit Léon Petit : « Il ne peut être que favorable à sa production chez les sujets prédisposés, et, l'affection une fois déclarée, certainement il en accélère le cours.»

Voilà donc bien posé le principe : Le séjour dans les salles de café est dangereux à cause de la possibilité de la contagion par le bacille tuberculeux, contagion dont les chances sont augmentées par la présence de la poussière sur le sol et l'abondance des crachats.

J'ai déjà répondu à une première objection et je veux, par anticipation, répondre à une deuxième qui ne manquera pas d'être soulevée. — Voici : « La nicotine est une substance microbicide.»

Pour réponse, je me contenterai de dire à ceux qui pourraient émettre une pareille opinion, qu'ils ont dû parler sans réfléchir, et je leur recommande un peu d'observation et une petite expérience ; ils seront vite convaincus, que :

1º Les bacilles tuberculeux sont très abondants dans les crachats des tuberculeux fumeurs ;

2º Les crachats de tuberculeux fumeurs inoculés au cobaye déterminent la contagion ;

3º Les crachats des tuberculeux fumeurs contiennent une grande quantité de débris pulmonaires...

Ce fait, qui aggrave considérablement le pronostic, est dû à ce que la nicotine agit par intoxication sur le tissu pulmonaire et le désagrège.

Enfin voici l'expérience que j'ai réalisée...

Ayant examiné les crachats d'un jeune tuberculeux, et après m'être, dans les conditions ordinaires, assuré qu'ils contenaient des bacilles, je me mis à recueillir ses crachats dans 3 vases différents :

Le 1ᵉʳ était une vieille pipe incrustée de débris de tabac et amplement culottée.

Le 2ᵉ, un tube à essai, dans lequel j'avais, au préalable, placé une macération de tabac.

Le 3ᵉ, destiné à servir de témoin, était une ampoule-crachoir stérilisée, du modèle conforme à celui dans lequel on recueille ordinairement les crachats.

Les 3 spécimens furent examinés 5 jours après, et les bacilles furent constatés dans les 3 ; il m'a même semblé qu'ils étaient plus nombreux dans la préparation n° 2.

Donc la nicotine, en ce qui concerne le bacille de Koch, n'est en rien microbicide, et elle ne peut pas, par conséquent, entraver la pullulation du bacille tuberculeux.

Dr Georges PETIT : (Communication faite au Congrès des Sociétés savantes à Toulouse — Extrait.)

7. — La contagion de la tuberculose.

(Faits d'observation).

1. — Le Dr Bergeret a observé le fait frappant de la contagion de la phtisie. Une famille comprenait 5 membres, tous parfaitement constitués et pleins de vigueur : le père, la mère et 3 garçons. L'aîné de ceux-ci contracte la tuberculose au régiment. Il revient au foyer paternel où sa mère devient phtisique après l'avoir entouré de soins. Le père et les 2 autres enfants sont à leur tour atteints.

Le chef de la famille, soigné par une cousine, la contagionne. Celle-ci contamine son mari.

2. — M. E. Fernbach, préparateur à l'Institut Pasteur, cite cet autre fait.

Jean A..., phtisique, se marie avec Antoinette

M..., parfaitement saine. Il meurt. Sa femme devient phtisique, se remarie et contamine son nouvel époux.

Sa nièce, Marguerite D..., venue pour la soigner, contracte le mal et en meurt, non sans l'avoir donné à son propre mari qui succombe à son tour.

3. — On cite un bureau ou 15 personnes travaillaient en commun : une était tuberculeuse. En 3 ans, 7 employés deviennent poitrinaires.

4. — Dans la commune de B... (Aveyron), une femme, Sylvie V..., épouse G..., meurt poitrinaire après « avoir traîné » selon l'expression vulgaire, plusieurs années.

Son fils aîné, Joseph G..., soldat d'infanterie, vient en convalescence au village natal et couche dans la chambre où avait expiré sa mère. Quelques mois après, il est emporté par la tuberculose.

Le frère du défunt, Charles, cocher à Paris, puis incorporé dans les pompiers, ne peut supporter les fatigues du métier militaire. Il va en congé chez lui et couche dans le propre lit de son frère sans qu'on ait eu soin de rien faire désinfecter. Dix mois plus tard, après des souffrances inouïes, réduit à l'état de squelette, il rend le dernier soupir dans une agonie à faire frémir les plus endurcis.

*
* *

8. — La contagion de l'enfance.

La contagion est la cause la plus fréquente des maladies d'enfance, et c'est à elle que l'on pense le moins. Il y a là un oubli d'autant plus regrettable qu'il constitue une négligence coupable.

L'enfant prend le germe d'une maladie au contact de petits camarades déjà contaminés, et cela, souvent, parce que ceux à qui incombe la surveillance de l'enfance, n'y prennent pas garde. Cette charge est le rôle des parents ; à eux d'exercer une surveillance constante sur les enfants, ils éviteront à ceux-ci bien des ennuis et à eux des inquiétudes et souvent des regrets. « La convention, la politesse, interdisent de fuir les malades » ; c'est là une erreur capitale, en ce qui concerne l'enfant surtout.

Personne ne gardera rancune à une mère d'avoir

fui une maison amie où il y avait un petit malade. Qu'un enfant tousse, cela suffit pour qu'on en éloigne les autres, jusqu'à preuve de la parfaite innocuité de l'affection.

On doit éviter avec le plus grand soin que les enfants ne se repassent de bouche en bouche jouets ou bonbons. J'ai vu la diphtérie transmise à 3 bambins par une trompette qui servait au jeu commun. Dans le même ordre d'idées, les embrassements sont nuisibles, surtout entre enfants.

Dans les jeux que l'on doit interdire avec le plus grand soin, je citerai celui des « petits pâtés », qui consiste à faire avec du sable ou de la terre des brioches ou des petits jardinets. Le sable des jardins publics, des cours de récréation, des routes est souillé par les expectorations, les déjections et autres détritus, et contient à peu près tous les germes morbides transmissibles par voie sèche.

En présence de tant de dangers, les parents ont à redoubler d'attention et de prévoyance. Il n'existe pas de petits détails en hygiène prophylactique, tout a son importance.

Mieux vaut une constante prévoyance qu'une tardive tendresse !

Imité du Dr Georges PETIT: *Pour nos Enfants.*

IV. - EXERCICES

DE COMPOSITION FRANÇAISE.

(Oraux ou écrits.)

1. — Qu'entend-on par tuberculose ? Donnez une idée de ses ravages.

2. — Quelle différence convient-il de faire entre les expressions « personne tuberculeuse » et « personne phtisique ».

3. — Le bacille de la tuberculose. — Sa forme,

ses dimensions, sa reproduction, ses effets sur l'organisme.

4. — Montrez que le bacille de la tuberculose peut
envahir l'homme par les voies respiratoires, par les
voies digestives, par la peau.

5. — Que faut-il entendre par microbes ? Citez-en
de bons, citez en de mauvais.

6. — Qu'appelle-t-on maladies contagieuses ? Citez
les plus communes. — A quoi sont-elles dues ? —
Comment peut-on les éviter ?

7. — Comment l'organisme s'oppose-t-il à la pénétration des microbes et à leur pullulation ?

8. — La tuberculose est-elle contagieuse ? — Donnez des preuves de cette contagiosité et indiquez les
causes qui la favorisent.

9. — Que répondriez-vous à ceux qui prétendent
que les maladies de poitrine sont héréditaires et in-
curables ?

10. — **Le crachat.** — D'où il provient ? — Ce qu'il
renferme ? — Ce qu'il devient ? — Comment il doit
être traité ?

11. — Montrez que la tuberculose se trouve dans
tous les pays, mais surtout dans les cités aux logements insalubres et mal tenus.

12. — La tuberculose est-elle évitable ? — Qu'est-
ce qui le prouve ?

13. — Les tuberculeux alcooliques guérissent difficilement. Pourquoi ?

14. — Quelle relation existe-t-il entre l'alcoolisme
et la tuberculose ?

15. — Le tabac est un insecticide. Est-il aussi un
microbicide ? — Comment montre-t-on qu'il est bacilophile ?

16. — **Nos devoirs envers le corps.**

Sommaire. — 1. Le corps est l'instrument qu'emploie l'âme
  pour manifester son existence. — 2. Nous avons des devoirs envers lui : propreté, sobriété, tempérance. — 3. Conclusion.

17. — Un élève nouvellement arrivé est étonné de
voir le maître faire l'examen de propreté, au début
de la classe. Il en rit. Dites-lui ce que vous en pensez,
ce que vous faites pour être propre, pourquoi les

soins de propreté sont commandés par l'hygiène et la morale. (C. E. P. — Basses Pyrénées.)

18. — **La propreté.** — Pourquoi faut-il être propre ?

Quels soins de propreté prenez-vous : 1° pour votre personne ; 2° pour vos vêtements ; 3° pour votre maison ? (C. E. P. — Aveyron.)

19. — **De la malpropreté.** — Funestes conséquences de la malpropreté : source de dépenses ; cause de maladies ; objet de répugnance. — Portrait d'un enfant malpropre : ses livres et ses cahiers, son visage et ses vêtements. (C. E. P. — Aveyron.)

20. — **De l'utilité des bains pour la santé.** — Bains chauds et bains froids. — Précautions à prendre avant le bain, pendant et après.

21. — Les vieux vêtements n'offrent-ils pas quelques dangers ? — Pourquoi ? — Quelle opération doit-on leur faire subir avant de les mettre ?

22. — Que pensez-vous de l'habitude de mâcher les crayons, les gommes, de mouiller son doigt pour feuilleter les livres ? — Montrez qu'elle peut être une cause de contagion.

23. — En certains pays des ligues se sont fondées pour prohiber les poignées de main, les embrassades. Expliquez la raison de leur fondation.

24. — Un excès de travail ne peut-il favoriser la tuberculose ? — En quoi ?

25. — Pourquoi la gymnastique est-elle utile aux gens de bureau ? — Comment les gens sédentaires peuvent-ils faire de l'exercice physique ?

26. — Quelles précautions faut-il prendre quand on construit une maison, en ce qui concerne l'emplacement, le voisinage, les dimensions, le nombre des ouvertures, la distribution intérieure ?

27. — Des principaux moyens à employer pour la ventilation des locaux occupés par un grand nombre de personnes : avant l'occupation, pendant, après.

28. — **Comment on aère la chambre à coucher et la literie ?**

Sommaire. — Fenêtres ouvertes aussi souvent et aussi longtemps que possible. — Lit découvert depuis le lever et durant plusieurs heures. — Literie bien exposée au soleil et à l'air : éviter de la secouer au vent.

29. — De l'air respirable.

Plan. — 1. Avantages de l'air pur. — 2. Dangers de l'air vicié. — 3. Aération des appartements. — 4. Conclusion.

30. — Notre appareil respiratoire.

Canevas. — Description sommaire, rôle, dangers auxquels il est exposé.

31. — Hygiène de la respiration. — Précautions à prendre pour conserver les poumons en bon état.

32. — L'hygiène de la maison présente une importance toute particulière, car elle permet d'échapper à une foule de maladies. Profitant des conseils qui vous ont été donnés à l'école à ce sujet, vous écrivez à l'une de vos amies pour lui indiquer les précautions de tout ordre qu'elle doit prendre. (C. E. P. — Aveyron.)

33. — C'est en hiver, votre mère ne veut pas ouvrir les fenêtres par crainte du froid. Vous lui avez montré qu'elle a tort. — Rapportez le dialogue.

34. — Expliquez le proverbe italien : « Où n'entre pas le soleil, entre le médecin. » Prenez pour exemple Paris.

35. — Un (ou une) de vos amis vous a manifesté une joie exubérante à cause de sa chambrette garnie de tentures, de rideaux et de bibelots rares. Vous lui répondez en lui disant que la simplicité, dans un appartement, est préférable à cause de l'hygiène.

36. — Votre mère a la mauvaise habitude de balayer à sec avec un balai de crin. Vous lui avez expliquez que ce procédé est dangereux et que le balayage humide est infiniment préférable. — Rapportez votre conversation avec elle.

37. — Une (ou un) de vos amies vous a écrit que sa mère a fait l'acquisition d'un joli plumeau et d'une tête de loup pour enlever la poussière. Ecrivez-lui pour lui expliquer les dangers que présente l'emploi de ces instruments.

38. — Rapportez les conseils que votre maître vous a donnés sur la façon de procéder au nettoyage de la classe.

39. — Un de vos amis vous écrit qu'il vient de louer un nouvel appartement. Répondez-lui pour l'engager à ne l'occuper qu'après désinfection en lui montrant les avantages de cette opération.

40. — Montrez que la gourmandise est nuisible à la santé. — Insistez sur la nécessité d'être sobre.

41. — « Économiser sur son ventre est un mauvais calcul. » — Montrez l'évidence de ce dicton populaire.

42. — **Suites d'une bonne hygiène.**

Sommaire. — 1. Étienne, le voisin, se porte bien malgré ses 80 ans. — 2. Il a toujours évité les excès ; il est propre, rangé, sobre. — 3. Son habitation est saine et bien tenue. — 4. Conclusion.

43. — **La viande de boucherie et la tuberculose.**

Questionnaire. — Quels sont les animaux qui peuvent être tuberculeux ? — Comment contractent-ils cette maladie ? — Que fait-on dans les abattoirs des villes ? — Que devrait-on faire dans les campagnes ? — Pourquoi faut-il bien faire cuire la viande ?

44. — Le lait ne peut-il quelquefois donner la tuberculose ? — Comment ? — Comment faut-il le consommer ?

45. — Prouvez que les alcooliques, les absinthiques, les nicotinés sont guettés par le bacille de la tuberculose et qu'une fois envahis ils sont presque irrémédiablement condamnés.

46. — Montrez qu'au double point de vue des convenances et de l'hygiène personne ne devrait se permettre de cracher à terre.

47. — Un de vos amis trouve absurde la prétention de certaines personnes qui voudraient qu'il fût défendu de cracher par terre. Expliquez-lui que si ce n'est pas interdit légalement, cela l'est moralement : le cracheur manque à ses devoirs envers lui-même et aux devoirs envers autrui.

48. — Décrivez les diverses formes de crachoirs et leurs avantages ou leurs inconvénients. — Parlez de leur tenue. — Prouvez qu'en l'état actuel, le mouchoir est un linge anti-hygiénique et indiquez comment il pourrait rendre des services dans la lutte contre la tuberculose.

49. — Vous avez lu dans un journal qu'une maison vend des crachoirs hygiéniques : écrivez pour demander des renseignements en vue d'un achat probable.

50. — Rédigez une commande de crachoirs hygiéniques.

51. — Expliquez comment les cabarets aident à la dissémination du bacille tuberculeux.

52. — **Les antiseptiques** : leurs avantages ; leur emploi, les plus efficaces Montrez que l'antisepsie est le complément obligé de l'hygiène.

53. — Un de vos camarades a la mauvaise habitude de porter à la bouche les objets recueillis un peu partout. — Ecrivez-lui pour lui dire combien son habitude peut être dangereuse.

54. — Un de vos voisins vient de mourir tuberculeux. En écrivant cette nouvelle à un de vos parents vous rappelez les causes probables du mal du défunt et ses longues souffrances.

55. — Pourquoi les enfants doivent-ils prendre l'habitude de respirer par le nez et toujours profondément ?

56. — Les habitants d'un quartier se plaignent au maire de la malpropreté des rues. — Rédigez la prostestation.

57. — La tuberculose est-elle guérissable ? — Qu'est-ce qui le prouve ?

58. — Comment soignait-on autrefois les poitrinaires et que résultait-il de cette façon de procéder ?

59. — Montrez qu'un tuberculeux peut efficacement se soigner chez lui, à condition de se traiter de bonne heure.

60. — Si vous avez vu un sanatorium pour tuberculeux, expliquez le but de sa création et indiquez le régime qui y est suivi. Dans le cas contraire, dites ce que vous savez sur ces établissements.

61. — Pourquoi un tuberculeux doit-il recevoir des aliments gras, rester le plus possible à l'air et au soleil et faire peu de mouvements.

62. — Que nous commande la solidarité en ce qui concerne les tuberculeux ? Quels sont les divers moyens par lesquels on peut leur venir en aide ?

63. — Une personne généreuse a fait don à l'école d'un magnifique tableau contre la tuberculose. Apprenez le fait à un (ou une) ami en lui décrivant le tableau en question.

64. — Quels sont les devoirs des garde-malades des tuberculeux : 1° à l'égard des souffrants ; 2° vis-à-vis d'eux-mêmes ?

65. — **Restons à la campagne.**

Votre cousin qui habite la ville vous a engagé à venir vous y fixer. Vous lui écrirez que vous êtes décidé à rester à la campagne. — Expliquez les motifs de votre décision, en insistant sur les avantages et les agréments que la campagne présente, particulièrement au point de vue de la santé, de l'air qu'on y respire.(C. E. P. — Oise).

V. - MAXIMES.

(Modèles d'écriture, sujets de compositions françaises.)

1. — La tuberculose fait plus de victimes que le choléra et la peste.

2. — Le bacille tuberculeux prospère surtout dans les corps affaiblis.

3. — La phtisie est une des premières et des plus terribles conséquences de l'abus des spiritueux.

4. — L'ivrognerie est l'avant-garde de la mort.

5. — L'alcool est l'engrais de la phtisie. (Angot.)

6. — L'alcool est le fourrier de la tuberculose.

7. — Alcoolisme, tuberculose, mort.

8. — La phtisie se prend sur le zinc.

9. — Les cabarets et les bureaux de tabac sont les meilleurs auxiliaires des médecins.

10. — L'absinthe est la mère de la phtisie.

11. — L'alcoolisme est le grand pourvoyeur de la phtisie. (Brouardel.)

12. — L'alcoolisme fait le lit de la tuberculose.

(Drs Bérard et Nicolas.)

13. — Les estaminets sont des magasins à bacilles : les consommateurs y absorbent foule de microbes sans bourse délier.

14. — La tuberculose est contagieuse, donc évitable.

15. — Pour la tuberculose, plus que pour toute autre maladie, prévenir vaut mieux que guérir.

16. — Devient phtisique qui le veut bien.

17. — On devient tuberculeux par contagion ou par hérédité quand on est affaibli ou malade.

(Dr Eliées RIBARD.)

18. — L'hérédité n'est ni fatale, ni inéluctable.

(Dr LADAME.)

19. — L'homme est en grande partie le maître de sa destinée.

20. — Un corps robuste ne devient pas tuberculeux.

21. — Le crachat, c'est l'ennemi !

22. — Tout crachat est suspect !

23. — Le tuberculeux qui crache par terre est un véritable assassin.

24. — Le crachat est le principal véhicule du microbe tuberculeux.

25. — Chez vous, crachez toujours dans un crachoir.

26. — Sur la voie publique, crachez dans le ruisseau ou mieux dans votre crachoir portatif.

27. — L'alcoolisme a été le fléau du 19e siècle ; la tuberculose menace d'être celui du 20e.

28. — Le balai est plus dangereux que les canons les plus perfectionnés.

29. — Honni soit le plumeau qui soulève la poussière !

30. — La viande bien cuite, quoique de provenance suspecte, n'est pas dangereuse.

31. — Ne buvez que du lait stérilisé ou bouilli.

32. — Sans air pur la vie s'éteint.

33. — L'obscurité est la grande amie des docteurs.

34. — Notre corps a besoin de charbon comme le foyer des locomotives.

35. — Fuyez les nouveaux appartements à grands rideaux et à tapisseries.

36. — La tuberculose est toujours curable ; à ses débuts, elle ne résiste pas à quelques mois de soins intelligents.

37. — La phtisie est un mal passager au moins dans son évolution actuelle. (Pujade).

38. — Peu de tuberculeux alcooliques guérissent.

39. — Tuberculeux ! abstenez-vous d'alcool, mangez et respirez bien, vous guérirez !

40. — Le sanatorium doit être un adjuvant et non une panacée.

41.—Les Allemands et les Suisses luttent contre la tuberculose par le sanatorium ; les Anglais par la gymnastique et la suralimentation ; les Français emploieront tous les systèmes.

42. — La solidarité est une des formes du combat contre la tuberculose.

43. — Le plus grand ennemi de la tuberculose est l'instruction.

VI. - PROBLÈMES

4 Opérations.

1. — D'après M. Emile Duclaux, l'établissement de 300.000 lits pour nos tuberculeux coûterait 3.000.000.000 de francs. A cette somme il faudrait ajouter 600.000.000 pour la nourriture et le logement des malades et 175.000.000 environ pour indemnités à leurs familles. Faire le total de cet énorme budget.

2. — Un malheureux phtisique gagnait 5 fr. par jour et dépensait pour sa nourriture ou en boissons 3 fr. 60. Que lui restait-il à la fin de la journée ?

3. — Il meurt, au bas mot, 17 tuberculeux par heure en France. Combien cela fait-il : 1° par jour ; 2° par an ?

4. — D'après de sérieuses statistiques il meurt 150.000 tuberculeux chaque année en France. Si on estime que chacun cause un préjudice de 3.500 fr. à la société, calculer la perte annuelle que, de ce seul fait, le fléau occasionne à notre pays.

5. — S'il meurt 150.000 tuberculeux en France par an, combien cela fait-il : 1° par mois ; 2° par semaine ; 3° par jour ; 4° par heure ?

6. — Un phtisique gagnait 4 fr. 75 par jour et dépensait 1 fr. 55 pour sa nourriture et 1 fr. 85 pour sa boisson ; que lui restait-il ?

7. — Un père de famille achète un crachoir d'appartement de 5 fr. 50 et 6 crachoirs de poche de 0 fr. 60 l'un. Quelle est sa dépense ?

8. — En estimant à 350 fr. seulement par an les soins que nécessite chacun des 150.000 Français tuberculeux et à 450 fr. l'argent qu'il ne gagne pas, quel est le montant du déficit annuel imputable au bacille de la phtisie ?

9. — Le budget alimentaire quotidien de P..., charretier, 48 ans, phtisique, se décomposait comme suit :

à 5 heures du matin :	une soupe	fr. 0.20
	un quart de litre de vin	0.20
à 9 heures :	un sou de pain	0.05
	un quart de litre de vin	0.20
à 11 heures :	pain	0.10
	bouillon	0.15
	bœuf bouilli	0.20
	légume ou fromage	0.20
	café avec eau-de-vie	0.30
	demi-litre de vin	0.40
à 3 heures :	pain	0.10
	fromage	0.20
	quart de litre de vin	0.20
à 7 heures :	pain	0.10
	ragoût de viande	0.30
	légume	0.20
	fromage	0.20
	demi-litre de vin	0.40

Calculer ses dépenses annuelles : 1° en aliments ; 2° en boissons.

10. — Un canneleur de cylindres de minoterie atteint de tuberculose pulmonaire gagnait 6 fr. par jour. Il buvait pour 1 fr. 55 et mangeait pour 1 fr. 40. Quel était son gain à la fin d'une semaine de 6 jours de travail ?

11. — Un journalier, H..., âgé de 24 ans, phtisique à la 2e période, consommait journellement ce qui suit :

à 6 h. 1/2 du matin :	saucisson ou café au lait	0.15
	pain	0.10
	vin blanc (un quart	0.20

		apéritif	0.20
à 11 heures :	{	viande et légumes	0.60
		fromage	0.25
		pain	0.10
		vin (un demi)	0.40
à 3 heures :	{	pain	0.10
		vin (un demi)	0.40
		apéritif	0.20
à 7 heures et demie :	{	viande	0.40
		légume	0.15
		pain	0.10
		vin (un demi)	0.40

Calculer de combien, à la fin de l'année, sa consommation en aliments dépassait celle en boissons.

12. — Un malheureux poitrinaire ne peut plus gagner que 3 fr. 25 par jour au lieu de 4 fr. 50. Il dépense en outre 0 fr. 80 en médicaments. Calculer la perte attribuable à son mal pour une année de travail de 300 jours. (Supposer qu'il ne se soigne que ces 300 jours.)

13. — Le Dr Miquel a trouvé, en 1884, 480 bactéries par mètre cube d'air au parc de Montsouris et seulement 276 en 1893. Quelle est la diminution moyenne annuelle de ces micro-organismes par mc. d'air ?

14. — Le Dr Miquel, chargé du recensement des microbes de Paris, a trouvé par mc. d'air, dans le centre de la ville, 3.480 microbes en 1884 et 6.040 en 1893. Quelle est l'augmentation moyenne annuelle des micro-organismes par mc. d'air dans les quartiers populeux de la capitale ?

15. — La guerre de Crimée a coûté, aux 2 peuples, 785.000 hommes, celle d'Italie 63.000, celle de 1870, 250.000. Les guerres du 1er Empire avaient amené la mort de 5.000.000 d'Européens. Combien d'années la tuberculose, qui fauche chez nous 150.000 existences par an, mettra-t-elle pour atteindre le total des pertes citées ?

16 — *Calcul mental.* — Il meurt 150.000 tuberculeux en France chaque année, soit à peu près le quart de la mortalité. Quel est donc le chiffre moyen des décès ?

17. — *Calcul mental.* — Sur 1.000 Parisiens il en meurt chaque année 5 de la phtisie. Quel doit être le

chiffre approximatif des décès dus à la tuberculose chaque année, dans la capitale, pour une population de 2.714.000 âmes ?

18. — La population de la France étant de 38.961.945 habitants, trouver le chiffre des décès dus à la tuberculose par 10.000 âmes, si 150.000 Français succombent annuellement phtisiques.

19. — Les 240 élèves d'un grand pensionnat décident d'envoyer pour l'œuvre des enfants tuberculeux les 0 fr. 50 que chacun consacrait par semaine à acheter des friandises. L'année scolaire comprenant environ 41 semaines, calculer le montant du don.

20. — Un pauvre poitrinaire ne peut plus gagner que 3 fr. 25 au lieu de 4 fr. 50 par jour de travail (300 dans l'année). Il dépense, en outre, tous les jours, 0 fr. 75 pour se soigner ; calculer : 1° sa perte annuelle ; 2° sa perte en 20 ans.

21. — Il meurt annuellement 150.000 Français de la tuberculose. Calculer les morts dues au bacille de la tuberculose dans la capitale pendant l'année 1901, sachant qu'à cette époque la France comptait 38.961.945 habitants et Paris 2.660.559 (1). (On suppose que la mortalité est la même en province qu'à Paris).

22. — Deux ouvriers du même âge, travaillant au même atelier 6 jours par semaine, gagnent des journées de 5 fr. 25. L'un adonné à la boisson, devient poitrinaire à 25 ans et meurt à 40. Il dépensait en moyenne 0 fr. 75 par jour en boissons dangereuses ; de 30 à 35 ans il n'a pu gagner à cause de sa moindre production que 5 fr. par jour ; de 35 à 40 ans il ne touchait plus que 4 fr. 25. Calculer combien son camarade abstinent a gagné de plus dans cet espace de 15 ans. (*Ne pas tenir compte des années bissextiles.*)

23. — Un mécanicien gagnait 6 fr. 50 par jour et faisait 300 journées par an. S'étant mis à boire, il devient poitrinaire, ne gagne plus que 5 fr. 40 par jour, dépense en outre 1 fr. 25 de plus en boissons ou remèdes et perd encore 30 journées par an. Trouver

(1) Chaque maître fera bien de modifier les données de ce problème et de l'appliquer à la localité qu'il habite.

la perte sèche que sa maladie lui occasionne en 15 ans. (*Compter toutes les années de 365 jours.*)

24. — Le règlement d'un important atelier inflige une amende de 0 fr. 25 pour chaque expectoration à terre en spécifiant que le produit des amendes sera intégralement versé à la caisse des écoles pour les enfants indigents. Calculer le nombre de contraventions au règlement si 28 enfants ont reçu chacun 6 livres de 0 fr. 75 l'un et 15 cahiers de 0 fr. 10.

25. — Sur 10.000 Français 45 environ meurent tuberculeux. En Prusse, où l'on a construit de nombreux sanatoriums, il ne meurt que 22 tuberculeux sur 10.000 individus et que 12 en moyenne en Angleterre où l'on prévient le mal par une bonne hygiène. Trouver combien, sur une population de 38.000.000 d'âmes, les Allemands et les Anglais ont moins de décès dus à la tuberculose que nous.

26. — Avec les données du problème précédent calculer, pour une mortalité de 4,000 décès, quel est le chiffre des morts tuberculeux selon que l'on considère l'Angleterre, l'Allemagne ou la France.

27. — Un ouvrier boit chaque jour un petit verre d'eau-de-vie de 0 fr. 10 et fume pour 0 fr. 15 de tabac. Combien ces mauvaises habitudes lui feront-elles perdre en 25 ans ? (C. E. P. — Manche.)

28. — Un ouvrier fume pour 20 centimes de tabac par jour. Que dépense-t-il par an en tabac ? Combien pour cette somme, aurait-il de kilg. de pain, le pain de 3 kilog. coûtant 1 fr. 30 ? (C. E. P. — Lot.)

29. — Un ouvrier fume en moyenne pour 0 fr. 15 de tabac par jour. Que dépense-t-il par an en tabac ? Il mange en moyenne 750 grammes de pain par jour, pain qui lui coûte 0 fr. 40 le kilogramme. Pendant combien de jours pourrait-il se procurer le pain qui lui est nécessaire avec la somme qu'il dépense dans 1 an pour son tabac ? (C. E. P. — Vienne.)

30. — Un ouvrier dépense 52 fr. 50 par mois pour sa nourriture, 14 francs par mois pour son entretien et 72 fr. par an pour frais divers. Il place 108 francs par semestre à la caisse d'épargne. Combien gagne-t-il annuellement ; dans combien d'années pourra-t-il

acheter, avec ses économies, une maison estimée 2.062 francs ?

(Bourses d'enseignement primaire supérieur. — Manche.)

31. — En 5 jours, un fumeur consomme un demi-hectogramme de tabac valant 12 francs le kilogramme On demande : 1° ce que coûte chaque année cette habitude de fumer à celui qui l'a contractée ; 2° combien de litres de vin il pourrait acheter avec l'argent employé, si un hectolitre de ce vin coûte 50 fr. (C. E. P. — Dordogne.)

32. — Un malheureux phtisique est resté 6 ans, 4 mois, 13 jours malade. Les soins qu'on lui a donnés se sont élevés à 2 fr. 15 par jour. Sachant qu'il aurait pu gagner 4 fr. 25 par jour de travail *(6 par semaine)*, évaluer le préjudice qu'il a causé à sa famille *(Compter les années de 365 jours et les mois de 30 jours.)*

33. — Le recensement de 1901 a donné comme population de la France le chiffre de 38.961.945 habitants. Sachant que la mortalité a été de 22,10 pour 1.000, que sur ce nombre 16 °/₀ étaient tuberculeux, que les 80 °/₀ de ces derniers étaient alcooliques, quel est le nombre exact, sur 100.000 individus : 1° des tuberculeux ; 2° des tuberculeux alcooliques décédés en 1901 ?

34. — Pendant le mois de février 1896, il a été donné à l'Hôtel-Dieu de Paris, 1.106 consultations gratuites. 62 personnes ont été déclarées intoxiquées par l'alcool et parmi elles 14 atteintes de tuberculose. En supposant que chacun des 13 hôpitaux parisiens à consultations gratuites ait fait pareilles constatations, quel est le chiffre approximatif : 1° des alcooliques invétérés à cette époque ; 2° des tuberculeux, à Paris, parmi la classe indigente ?

Fractions.

35. — Un sanatorium a reçu 450 malades dans l'année. Les 4/5 ont guéri radicalement. Calculer le nombre moyen de guérisons par mois.

36. — Dans un centre important, il meurt hebdomadairement 135 personnes dont 1/3 succombe de

la phtisie. Calculer la mortalité annuelle due à cette dernière affection.

37. — Un grand atelier occupe 576 ouvriers. Le $1/8$ de ces derniers ne peut faire, affaibli qu'il est par le bacille tuberculeux, que les $3/4$ du travail exécuté par des individus sains. Calculer, au taux de 3 fr. 75 par jour, la perte sèche journalière que la tuberculose occasionne au patron de cet établissement.

38. — Il meurt à peu près 1 million de tuberculeux en Europe par an et 150.000 dans la France seule. La population de l'Europe étant de 360.000.000 d'habitants et celle de notre pays de 39.000.000 (chiffres ronds), de combien, pour 100.000 âmes, la mortalité « tuberculeuse » en France dépasse-t-elle la moyenne de l'Europe ?

39. — Une compagnie anglaise d'assurances sur la vie a constaté que sur 8 836 décès prévus chez des personnes buvant sans s'enivrer, 8 617 avaient succombé, alors que sur 6.187 abstinents qui devaient « probablement » mourir dans la même période, 4.368 seulement avaient trépassé. Calculer, sous forme de fraction, la différence des décès dans ces deux catégories d'assurés.

40. — Un grand établissement commercial occupe 870 ouvriers dont les $3/5$ touchent 4 fr. 50 par jour et les autres 3 fr. 90. Si les $2/25$ de ces ouvriers sont tuberculeux et ne produisent que les $3/4$ de l'ouvrage qu'ils feraient s'ils étaient sains, et si les magasins sont seulement fermés le dimanche, trouver la perte annuelle que l'établissement a à supporter du fait de la tuberculose.

Règle de trois.

Intérêt, tant pour cent, règle de société, etc.

41. — La mortalité en France, ayant été de 22,10 $^0/_{00}$ en 1900, et les $16/100$ de ces décès étant dus à la tuberculose, trouver la proportion des morts dues à la phtisie dans une localité de 58.000 âmes.

42. — Si les tuberculeux forment les 16 $^0/_0$ des morts annuelles en France, calculer le nombre de décès qu'il se produit annuellement dans notre pays

où 150.000 tuberculeux succombent du 1er janvier au 31 décembre.

43. — Le Dr Mignot, en 1899, a constaté que, sur 71,000 agents et sous agents des postes et télégraphes, 200 ont été déclarés morts de la tuberculose et 88 ont été mis en disponibilité pour la même affection. La même année, dans le département de la Seine, sur 1.500 employés 43 sont morts et 50 ont été mis en réforme par le fait de la tuberculose. De combien les non-valeurs imputables à la tuberculose chez les « postiers » de Paris dépassent-elles celles de province pour 10.000 fonctionnaires ?

44. — Dire le nombre d'alcooliques décédés tuberculeux si les premiers forment les 80 % des 150.000 tuberculeux qui meurent chaque année en France.

45. — Les phtisiques constituant les $^{16}/_{100}$ des morts, calculer d'après ce chiffre, le nombre de tuberculeux morts dans une ville où la mortalité annuelle a été de 1850 décès (1).

46. — D'après une statistique sérieuse, il est mort 176 phtisiques dans une commune importante. S'il est démontré que la proportion de ces décès forme les $^{16}/_{100}$ de la mortalité ordinaire, quel a été le chiffre des décès ?

47. — En 1872 Paris comptait 1.851.792 habitants et perdait 7.346 phtisiques ; en 1899, sa population était de 2.600.000 âmes environ sur lesquelles 12.314 mouraient tuberculeuses. Calculer quelle a été l'augmentation pour 100 des décès imputables à la tuberculose dans ce laps de temps.

48. — D'après les résultats obtenus dans les sanatoriums allemands 30 % des malades guérissent. Combien de tuberculeux pourraient annuellement être rendus à la vie active en France si les 150.000 phtisiques décédés suivaient un régime bien compris ?

49. — Sur 75 décès survenus dans une petite ville, une statistique médicale a constaté 18 cas dus à la

(1) On fera bien de remplacer ce chiffre par celui de la mortalité de la localité même.

tuberculose. Calculer combien pour cent des décès
sont dus à cette maladie.

50. — Un hôpital renferme 190 malades atteints
d'affections graves et parmi lesquels 140 sont tuberculeux. La mortalité a été de 8 % pour les premiers
et de 15 % pour les seconds. Quel a été le nombre
des décès dans chaque catégorie ?

51. — On sait qu'il meurt de 30 à 40 tuberculeux
pour 10.000 habitants dans les régions où la consommation d'alcool s'élève à 12 l. 47 par tête. D'après
ces données, entre quels chiffres doit varier le nombre de morts dues au bacille tuberculeux dans une
ville de 56 000 habitants où la consommation alcoolique atteint 25 litres par tête ? (On sait que les décès
de tuberculeux sont en proportion directe avec la
consommation alcoolique.)

52. — En 1901, 6.385 jeunes gens se sont présentés
devant le conseil de revision de Quimper. 1657 ont
été ajournés et 702 exemptés. Calculer le pour cent
des non-valeurs au point de vue militaire. (Noter que
la Bretagne est rongée par l'alcool.

53. — Dans une année, il est mort 48 tuberculeux
alcooliques dans une localité. Il est établi que parmi
les phtisiques 80 %, en moyenne, sont affaiblis par
l'alcool. Dire combien, dans la localité en question, il
doit être mort de tuberculeux.

54. — D'après une statistique anglaise 13,7 % des
vies sont écourtées par l'abus des spiritueux. La mortalité en France ayant été de 795.000 environ pour
l'année 1901, trouver combien d'existences ont ét
prématurément fauchées par l'alcool pendant le 19ᵉ
siècle, en France seulement, en admettant que la
mortalité a toujours été la même.

55. — L'établissement d'un lit pour tuberculeux
coûte 10.000 fr. environ. Le malade demande pour
2.000 fr. de soins par an, avec une indemnité de
750 fr. à sa famille. La durée moyenne du mal étant
évaluée à 4 ans, trouver l'intérêt des sommes immo-
bilisées par un tuberculeux, au taux de 3,5 %.

56. — Avec les données du problème précédent,
calculer le capital que représente la dépense annuelle
d'un tuberculeux, au taux de 4 %.

57. — Un ouvrier gagnant 3 fr. 50 par jour subit une retenue de 3 °/₀ tant pour la société de secours mutuels que pour la caisse des retraites pour la vieillesse. Que touche-t-il en réalité par mois de 26 jours de travail ?

58. — Un industriel achète 250 crachoirs hygiéniques du prix de 4 fr. 50 l'un. Que doit-il débourser si, payant comptant, il obtient un rabais de 3 °/₀ ?

59. — Une cité ouvrière fait construire un sanatorium avec 1000 actions de 200 fr. chacune. Pour former le dividende annuel, la société prélève : 1° 5 °/₀ de la valeur nominale des actions ; 2° les 2/5 du bénéfice restant. Que doit toucher le propriétaire de 5 actions pour une année où la société a fait un bénéfice de 24.000 fr. ?

60. — Le directeur d'un établissement important achète 150 crachoirs hygiéniques de 6 fr. 50 chacun. Il paye comptant et obtient une remise de 3 °/₀. Calculer à combien lui revient réellement chaque appareil, le marchand lui ayant fait cadeau de 4.

Longueurs.

61. — En prenant comme longueur moyenne d'un bacille de Koch ³/₁₀₀₀ de millimètre, combien faudrait-il de ces êtres pour faire le tour d'une pièce de 5 fr. en argent dont le diamètre est de 37ᵐᵐ ?

62. — Le bacille de Koch mesure environ ³/₁₀₀₀ de millimètre. Si on suppose qu'un tuberculeux rejette journellement 10ᶜᵐ³ de crachats dont le ¹/₁₀₀ seulement est constitué par des microbes, quelle longueur obtiendrait-on en alignant bout à bout les microbes expectorés en 24 heures ?

63. — Le sanatorium de Davos (Suisse) est à 1573ᵐ d'altitude. Si la colonne mercurielle descend de 1ᵐᵐ toutes les fois qu'on s'élève de 10ᵐ,466 (ce dernier chiffre est une moyenne), quelle hauteur le baromètre doit-il marquer à l'établissement, par un temps calme ? Donner le résultat à un centième de millimètre près : on sait qu'au niveau de la mer le baromètre marque 0ᵐ,76.

Surfaces.

64. — Une salle de classe mesure 8^m,50 de long et 7^m,20 de large: On veut la paver avec des briques carrées de 0^m,18 pour faciliter le nettoyage humide. Les briques coûtant 35 fr. le mille et la pose 1 fr. 80 le mètre carré, à combien s'élève la dépense ?

65. — Une chambre de 5^m,40 de long, 4^m,60 de large et 3^m,25 de hauteur doit être peinte à l'huile, parois et plafond. On paye la peinture 0 fr. 75 le mètre carré. A combien s'élèvera la dépense ?

(C. E. P. — Aveyron.)

66. — Une salle de classe mesure 7^m,50 de long, 6^m de large et 4^m de haut. On fait peindre les 4 murs à raison 1 fr. 25 le mètre carré, et en déduisant les 4 fenêtres ayant 2^m,40 de haut sur 1^m,60 de large. A combien s'élèvera la dépense ? (C. E. P. — Basses-Pyrénées.)

67. — Après avoir fait désinfecter une classe de 7^m,90 de long sur 6^m,80 de large et 3^m,95 de haut, on la fait blanchir, plafond compris. A combien s'élève la dépense, à raison de 0 fr. 18 le mètre carré? (A soustraire 4 fenêtres de 1^m,10 de large sur 2^m,10 de haut et une porte de 0^m,90 de large sur 2^m de haut.)

Volumes.

68. — Calculer le nombre de microbes tuberculeux que pourrait contenir un dé à coudre de 3^{cmc}, si un de ces micro-organismes mesure 3/1000 de millimètre en tous sens.

69. — Au parc de Montsouris, en 1893, le Dr Miquel a trouvé 276 bactéries par mètre cube d'air. Calculer le nombre de ces êtres malfaisants dans le parc susnommé dont la surface est de 16 hectares et pour une hauteur de 300 mètres seulement.

70. — Le même Dr Miquel a trouvé à la même époque 6.040 bactéries par mètre cube d'air dans le centre de Paris. Quel est le nombre de ces micro-organismes dans un rayon de 200^m et pour une épaisseur de 300 mètres ?

71. — On veut construire une chambre à coucher pour 3 personnes. Elle mesurera 3^m,75 de large et 4^m de hauteur de plafond. Quelle longueur faudra-t-il

lui donner si on veut que chaque personne dispose de 3^{mc} d'air pour chacune des 9 heures qu'elle y séjournera ?

Nombres complexes.

72. — Un enfant inspire en moyenne 16 fois par minute introduisant chaque fois 0^{dmc},450 d'air dans ses poumons et en rejetant autant. Or celui ci contient 4°/$_0$ d'acide carbonique au lieu de $^4/_{10.000}$. (Ce dernier chiffre est un maximum au-dessus duquel la respiration ne se fait pas normalement) Dans ces conditions, calculez si votre classe qui mesure   de long.   .   de large et   de haut offre un volume d'air suffisant pour les   élèves qu'elle renferme de 8 h. à 9 h. 30.

73. — Le bacille de la tuberculose ne vit pas au-dessous de 28° ni au-dessus de 42°. Evaluer la différence entre ces 2 températures extrêmes : 1° en degrés centigrades ; 2° en degrés Réaumur. (L'échelle Réaumur marque 80 au point d'ébullition de l'eau) ; 3° en degrés Fahrenheit. (L'échelle Fahrenheit porte 212° au point d'ébullition de l'eau et 32 à la température de la glace fondante.)

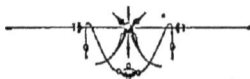

TABLE DES MATIÈRES

AVIS

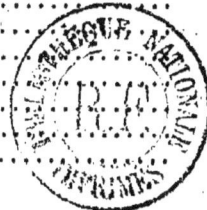

N.-B. — Voir la suite de la table à la page 78.

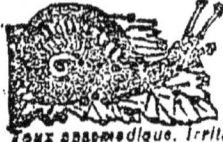

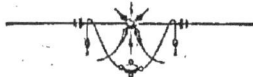

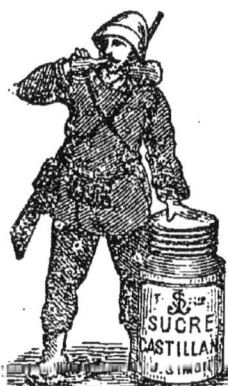

OUVRAGES DU MÊME AUTEUR

1.—De l'emploi des engrais chimiques, franco....................... 0,75

2.—Livret d'agriculture (41 chapitres), franco........................... 0,30

3.—Catéchisme national. (Déclaration des droits de l'homme et du citoyen, avec commentaires à la portée des enfants. — Déclaration des devoirs)., franco. 0,10

www.ingramcontent.com/pod-product-compliance
Lightning Source LLC
Chambersburg PA
CBHW071233200326

41521CB00009B/1453